眼科专科医院医学检验科管理制度

主编　陈华桂

中南大学出版社
www.csupress.com.cn
·长沙·

图书在版编目（CIP）数据

眼科专科医院医学检验科管理制度 / 陈华桂主编.

长沙：中南大学出版社，2025.4.

ISBN 978-7-5487-6223-2

Ⅰ．R197.5

中国国家版本馆 CIP 数据核字第 2025QM2156 号

眼科专科医院医学检验科管理制度

YANKE ZHUANKE YIYUAN YIXUE JIANYANKE GUANLI ZHIDU

陈华桂　主编

□出 版 人	林绵优		
□责任编辑	代　琴		
□责任印制	唐　曦		
□出版发行	中南大学出版社		
	社址：长沙市麓山南路	邮编：410083	
	发行科电话：0731-88876770	传真：0731-88710482	
□印　　装	广东虎彩云印刷有限公司		

□开　　本	787 mm×1092 mm 1/16	□印张 11.5	□字数 287 千字
□版　　次	2025 年 4 月第 1 版	□印次 2025 年 4 月第 1 次印刷	
□书　　号	ISBN 978-7-5487-6223-2		
□定　　价	80.00 元		

图书出现印装问题，请与经销商调换

编委会

◎ **主 编**

陈华桂

◎ **副主编**

周秀萍

◎ **顾 问**

唐爱国

◎ **编 委**（按姓氏笔画排序）

丁冬梅	万剑波	马兰	王颖
史毓丽	付月华	朱显芝	乔海珍
刘万全	李娜	肖杰	吴云美
何艳平	沈应珠	张可	张曙光
陆娜	欧阳馨钰	郑建霞	赵娜
赵振广	胡玉飞	洪建明	姚伟利
耿冉	聂云岚	贾丹	郭文娣
康金霞	董石磊	靳文莉	赖绍嫔
滕紫梦	冀丽萍		

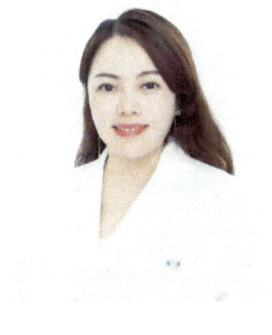

主编简介

陈华桂，医学硕士研究生，主任技师，爱尔眼科医院集团股份有限公司检验部主任、检验学组组长，爱尔眼科医院集团质量控制委员会常务委员，2001 年毕业于南华大学卫生检验专业，2023 年就读湖南师范大学医学部，曾在湖南医药学院第一附属医院检验科工作 20 年。现兼任中国中西结合学会检验医学专业委员会眼科检验医学联盟第二届副理事长，中国检验检测学会常务理事，中国医学装备协会眼科专业委员会委员及眼科检验检测学组副组长，中国中西结合学会眼科专业委员会眼科疾病实验诊断专家委员会委员，中国非公立医疗机构协会检验医学分会第一届委员会委员，湖南省第三届免疫学会理事，湖南省老年医学学会检验医学分会委员，湖南省中医药和中西结合学会检验医学专业委员会委员；曾任湖南省医学会输血学专业委员会委员；曾获"最美警嫂"称号。主编专著《临床输血病例解析200 例》，参编专著《输血医学界的好医师——中南大学湘雅医学院输血科李碧娟教授访谈录》。主持 ADAMTS13 在 ECMO 治疗中的临床应用研究科研课题，参与宋基金-慢阻肺急性加重患者的注册登记及疗效比较研究，miR-223-3p 在结直肠癌中的作用及与 FBXW7 相关性的研究，湖南省急性心肌损伤早期预警与干预临床医疗技术示范基地，急性肺损伤预防与修复重点实验室相关的研究，结核分枝杆菌菌体诱导的人巨噬细胞对 IFN-r 反应性改变的研究等多项科研项目。在国内外专业期刊发表《The Clinical Value of B-D-Glucamtesting and Next-Generation Metagenomic Sequencing for Diagnosis of Fungal Endophthalmitis》《亚太眼科杂志 2024》《血清 ADAMTS13 水平与接受 ECMO 治疗患者的预后关系》（中国卫生标准管理 2024）、《随机扩增多态性 DNA 反应体系优化的研究》等 10 余篇学术论文。擅长医学检验科管理、临床生化及临床血液体液、临床免疫、临床输血、临床微生物、临床遗传分子和眼内液检测等各种检验技术。

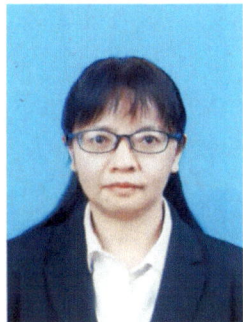

　　周秀萍，硕士研究生、副教授、副主任技师，现任职于长沙卫生职业学院，毕业于中南大学临床检验诊断学专业，任长沙市医学会检验学专业委员会委员。近年来共主持省/市/厅级课题4项，在省级以上期刊发表论文10余篇，参编各级各类教材5本。擅长临床免疫、临床微生物等各种检验技术。

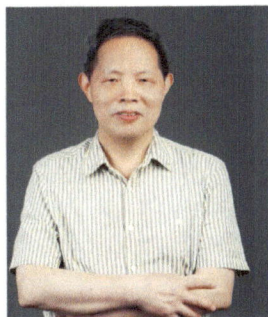

　　唐爱国，男，1971 年学校毕业后被分配到原湖南医学院第二附属医院（现中南大学湘雅二医院）检验科工作，2024 年 3 月退休。2000 年破格晋升为主任技师，2013 年晋聘为一级主任技师（二级正高岗位）。1999 年被遴选为硕士研究生指导教师，2009 年被遴选为博士研究生指导教师。1995 年 1 月起担任检验科暨临床检验学教研室副主任，2001 年 9 月—2006 年 8 月主持科室工作（缺主任），2006 年 9 月—2014 年 2 月担任科室主任。曾兼任中国医师协会检验医师分会第四届常务委员，湖南省医学会检验专业委员会第九届主任委员等 10 余项学术职务。现兼任湖南省医学会检验专业委员会顾问，湖南省老年医学学会检验医学分会名誉主任委员等。在从事临床检验的医疗、教学、科研和管理等工作的五十多年中，改良、引进或首次建立了 30 余种实验方法，如在国际上首次建立"荧光法测定血液谷胱甘肽过氧化物酶活性"和"高效液相色谱-荧光法测定血清犬尿氨酸"等，建立的"血清肌酸激酶改良荧光测定法"和"高效液相色谱法快速直接测定血清苯丙氨酸和酪氨酸"等曾在医院临床中成功应用。主持/参加厅级及以上科研课题 10 余项。在国内外专业期刊发表学术论文 180 余篇，其中 SCI 收录期刊论文 40 余篇。主编、参编专著、教材 10 多部，其中主编的《湖湘临床检验学科发展简史》为国内首部出版

发行的全省性临床学科发展史。培养毕业硕士、博士研究生近 40 名，其中 1 人获评湖南省普通高等学校优秀毕业生，4 人的论文被评为湖南省优秀硕士学位论文。荣获院级及以上医疗、教学和科技成果奖等 20 余项，其中以第一完成人荣获湖南省科技进步奖二等奖 1 项，湖南省医学科技成果奖 3 项和中南大学实验技术成果奖一等奖 1 项。在担任检验科主任期间，带领员工在医、教、研、管等各方面都取得了较好成绩。在担任湖南省医学会检验专业委员会主任委员期间，创新、积极开展省内专业技术人员的学术交流活动，开展与江西、广东、北京和上海等省市的临床检验专家学者之间的学术交流活动，增强了湖南临床检验学科及人员的影响力，在努力打造"临床检验湘军"等方面做出了积极贡献。2024 年 6 月，荣获湖南省生物化学与分子生物学学会首届"学会杰出贡献奖"。

前言

Foreword

　　为加强眼科专科医院检验学科建设，实行科学化、制度化管理，提高医疗技术水平，规范检验人员行为，保障医疗安全，使检验工作满足患者、法定管理机构、认可组织的要求，保证检验工作质量，根据 ISO 15189：2012《医学实验室质量和能力认可准则》《全国临床检验操作规程》《临床检验危急值临床应用的专家共识（成人）》《检验医学高级教程》《中华人民共和国生物安全法》《实验室生物安全基本要求与操作指南》等法律和行规，编制了《眼科专科医院医学检验科管理制度》，供全国眼科检验同行参考使用。

　　本书主要从眼科检验科质量管理制度、眼科检验科岗位职责制度、眼科检验科日常管理制度、眼科检验科生物安全管理制度 4 个方面进行撰写，明确了检验科的质控体系，文件体系，生物安全体系，危急值管理体系的各项内容。检验科管理制度是每个眼科医院检验科必须完善的制度。希望本书对广大眼科检验师有一定指导和帮助价值，对各眼科医院检验科高质量发展起到一定保障作用，保障医院和患者的安全。

目 录

Contents

第一章

眼科检验科质量管理制度

　　临床检验是一项技术性很强的工作，它是医生对患者进行诊断治疗和判断预后的科学依据，检验的全面质量管理涵盖从医生申请检验项目到检验报告发出全流程。该流程程序多、影响因素多，任何一个程序出现差错，都将影响检验质量。全面质量管理又可分为分析前、分析中、分析后的质量管理，因此，只有对检验质量进行全面质量管理，才能提高检验质量和水平。检验科按照 ISO 15189：2022《医学实验室质量和能力的要求》标准要求，结合本科室人力资源和工作范围的实际情况，建立、实施与保持适用于本科室的质量体系，覆盖分析前、分析中和分析后的全过程的质量控制，以保证检验科的检测工作符合规定要求。

一　检验科质量管理办法制度

（一）目的

明确检验科各管理层的职责范围，落实检验科质量管理，明确奖惩制度。

（二）适用范围

1. 本制度适用于全国医疗机构检验科和第三方检验机构。
2. 本制度仅供参考。

（三）具体内容

　　1. 检验科质量管理可分临床生化、临床免疫、临床微生物、临床血液体液、临床分子生物、门诊检验等专业小组进行，由科主任/质量负责人/各专业小组组长负责监督每日质控情况。

　　（1）科主任负责质量体系的策划，批准质量体系文件，制订和发布质量方针和目标。

　　（2）质量负责人负责组织建立、实施和保持质量体系，促进质量体系的持续改进。

　　（3）质量管理小组在质量负责人领导下，确保质量体系的正常运行。

　　（4）各专业小组组长负责领取、保管质量体系文件，带领全组工作人员贯彻实施文件中的质量管理条例。

2.科主任、质量负责人、各专业小组组长负责督查各专业小组每日质控情况,严格要求各专业小组进行室内质量控制(简称室内质控),并做好记录;如有失控,必须进行失控分析,并做好记录,失控纠正后才可进行样品检测。科主任负责督促各专业小组组长/组员质量工作的落实。

3.各专业小组组长必须对每日质控情况进行统计,绘制当月质控图,并进行分析。各专业小组组长及质控人员,每月召开一次质量控制讨论会,由科主任主持,并做好小组活动记录。

4.每日样本的接收必须严格,防止不合格样本进入检测程序,并登记不合格标本,注明原因,及时通知临床。

5.每日检验报告必须由经验丰富的检验师审核后发出。

6.对违反质控程序,造成了医疗事故或缺陷、差错的当事人,根据医院质量管理条例进行处罚。

二 建立健全质量管理的基本要求制度

(一)目的

明确检验科质量管理基本要求,制订质控方案。

(二)适用范围

1.本制度适用于全国医疗机构检验科和第三方检验机构。

2.本制度仅供参考。

(三)具体内容

1.科室成立质量管理小组,岗位责任明确。科室成立以科主任/质量负责人/各专业小组组长为中心的质量管理小组,组内成员分工明确、责任到人,组员必须完成各自的任务。

2.建立质量控制标准和质量管理方案,科室制订质量控制标准和质量管理方案,并要求全科职工严格照此执行。科室质量管理小组提出科室的质量方针及本年度科室的质量目标并按照国家和行业相关规范制订科室各质量指标的统计计划。

3.建立质量教育、监督、检查和评价制度及改进方法。

4.不断提高工作人员素质。检验科工作人员必须具有良好的职业道德,事业心和责任心强,服务态度好,听从组织安排。要求全科工作人员受过良好的技术训练,具有一定的医学理论基础和临床知识,好学上进,经严格考核合格的人员才能上岗。全科工作人员必须接受质量控制培训。

5.适当保持检验科工作人员的稳定性。检验科工作人员不稳定,则质量控制差,检验质量难以保障,因此,检验科必须加强工作人员稳定性,并将工作责任心强、质量意识强、技术水平高的人员作为骨干力量重点培养。

6.保证有较好的设备和工作环境,坚持用先进的检验设备,淘汰落后的设备,使用先进的检测手段,保证检验结果的快速、准确。检验科布局合理、宽敞明亮、安静、整洁、实验用具安放合理。建立科室工作环境和生物安全的控制程序、仪器设备的控制程序和设备档案,保证科室的温度,湿度,水,电,电磁环境,计算机系统及其他设备等均处于合适状态。

7.保持合适的工作量,检验科工作人员数量配置适当,保证能高质量地完成工作,工作之余加强业务学习。

三　临床血液体液专业组检验质量管理制度

(一)目的

明确临床血液体液专业组检验质量管理要求,建立管理程序和制度。

(二)适用范围

1.本制度适用于全国医疗机构检验科和第三方检验机构。

2.本制度仅供参考。

(三)具体内容

1.建立本专业的标准操作程序,临床检验工作人员要熟悉本专业质量控制理论和具体方法。

2.建立健全临床检验室的科学管理制度。

3.临床检验的一切操作要做到规范化、程序化。

4.依照检验科质量控制的要求认真做好检验标本的收集、采集和送检。

5.对有计量标准的各仪器、器皿必须经过校正标定,合格后方可使用。血细胞计数仪、尿液分析仪等要定期调试、校正,同时以血液、尿液质控物作对照。

6.认真开展临床检验的室内质量控制,建立本专业的复查复核程序。

7.临床检验中,应对血细胞计数、血红蛋白测定、血小板计数、尿蛋白定性、尿糖定性、酮体及胆红素定性等开展的所有项目实行质量控制。

8.对尿蛋白定性、尿糖定性、酮体和胆红素定性等实验,要用尿液质控物对每个专业人员进行质量考核,使每个专业人员的工作质量达到标准要求。

9.在认真开展室内质量控制的基础上,省级和市级医院必须参加省临床检验中心(简称临检中心)组织的室间质量评价(简称室间质评)活动,各专业的主要项目可参加中华人民共和国国家卫生健康委员会(简称卫健委)临检中心组织的室间质评。

10.按卫健委的规定和要求,认真开展室内质量控制工作,对每项控制项目,须测出最佳条件下的变异(optima lconditions variance,OCV)和常规条件下的变异(routine conditions variance,RCV)值,且均必须达到国家规定的标准。

11.当室内质控失控时,应立即停止发出该项报告,查找原因,待纠正后再发报告。

12. 定期对室内、室间质控工作进行总结，各质控部门要逐级接受监督、检查，对质控不合格者，责令其吸取经验教训，限期改正。

四　临床免疫血清专业组检验质量管理制度

(一) 目的

明确临床免疫血清专业组质量管理要求，建立管理程序和制度。

(二) 适用范围

1. 本制度适用于全国医疗机构检验科和第三方检验机构。
2. 本制度仅供参考。

(三) 具体内容

临床免疫血清检验专业人员必须熟悉本专业质控的理论和方法。

(1) 建立健全临床免疫血清检验的科学管理制度。

(2) 临床免疫血清检验的各项操作要做到规范化和程序化。

(3) 认真做好检验的质量控制，检验标本的采集时间、方法和送检过程，必须符合临床检验要求。

(4) 实验用的胶体金、诊断血清、抗原和致敏血球、胶乳试剂等生物诊断试剂，应使用经国家相关部门批准的商品供应制品，购进后须经阳性和阴性标本对照实验，符合质量要求后，方能应用。

(5) 检测实验中须设阳性和阴性的对照、盐水或稀释液的对照，以监测质量。对某些低滴度的阳性结果，必要时用中和试验证实后，方可发出正式报告。

(6) 检测中出现假阳性、假阴性结果时，须停止发出报告，及时查找原因。

(7) 在开展好室内质控的基础上，参加卫健委临检中心、省临检中心组织的室间质评活动。

(8) 要定期对免疫血清的质控工作进行总结，要逐级接受监督、检查，对质控不合格者，应责令其吸取经验教训，限期改正。

五　艾滋病 (HIV) 检验科检验质量管理制度

(一) 目的

建立 HIV 检验科检验质量管理制度，便于规范 HIV 检验科工作人员的各项工作，使检验科工作有序、可控。

(二) 适用范围

适用于 HIV 检验科所有工作人员。

（三）具体内容

1. 艾滋病筛查实验室规章制度。

（1）检验科工作人员要熟悉生物安全操作知识和消毒技术。

（2）不得在检验科内喝饮料、吸烟、吃食物和化妆打扮等；不得在检验科内会客。

（3）检验科用品（包括工作服）不得用于其他用途；不可将私人物品和无关物品带入检验科。

（4）工作时，要戴手套、穿工作服和隔离衣，操作时手套破损应立即丢弃、洗手并戴上新手套。

（5）不要用戴着手套的手触摸暴露的皮肤、口唇、眼睛、耳朵和头发等。

（6）尽量避免使用尖锐物品和器具；宜用不易破碎材料制品；禁止用口吸任何物质。

（7）工作结束后，要对工作台面进行消毒，用消毒液清洗后，要干燥20分钟以上；操作中有标本、检测试剂外溅时，应及时消毒；平时要保持环境整洁。工作完毕，脱去手套后洗手，再脱去工作服，用肥皂和流动水洗手。

2. 艾滋病检验科人员职责。

（1）检测人员：严格按照本制度规定程序进行检测工作。

（2）负责人：负责监督本制度的实施与改进。

3. 艾滋病生物安全防护制度。

（1）上岗工作人员应是经过岗前安全与技术培训，取得合格证，具有独立工作能力的人员。

（2）进入实验室应穿隔离衣，戴手套，必要时（如对筛查阳性标本进行复测或测高危标本）要戴防护眼镜，防止污染暴露的皮肤和衣物。

（3）严格按照操作规程操作。操作过程中，不得用戴手套的手触摸暴露的皮肤、口唇、眼睛、耳朵和头发等。

（4）对操作时可能发生的触电、失火、玻璃割伤、针头刺伤、烧伤、不慎中毒、传染性标本的污染等，有应急处理的方法，有关工作人员均应熟悉。

（5）操作中手套破损，应立即丢弃，洗手后戴上新手套继续操作，不慎发生泄漏时，应立即按照《发生职业暴露后的处理措施》进行处理。

（6）防止腐蚀、烧伤、中毒、火灾和爆炸等事件发生。

（7）实验操作完毕后，应按照实验室清理与消毒程序，进行善后处理。同时记录相关资料与数据并存档。

（8）工作结束后，应先洗戴手套的手，然后脱去手套丢弃，再脱去工作服，用肥皂和流动水洗手后离开实验室。

（9）注意安全，随手关门，做好相关安全保卫工作，防火、防盗、防水。

4. 艾滋病疫情报告管理制度。

（1）艾滋病疫情报告要严格按照《中华人民共和国传染病防治法》规定的乙类传染病报告时限，通过传染病信息报告系统上报，并及时开展HIV/AIDS个案流行病学调查。

（2）根据中国疾病预防控制中心的要求，艾滋病疫情报告同时要实行季报和"零"报告制度。即次季度的首 5 日前将上一季度的疫情上报省疾控中心。

（3）严格疫情报告制度，及时、准确上报艾滋病疫情。对瞒报、漏报和迟报疫情的，要严肃追究有关责任人的责任。

（4）每月要对艾滋病疫情报告进行核对，与传染病大疫情保持一致。

（5）及时、准确、完整地收集、汇总、分析艾滋病疫情。

（6）开展对艾滋病疫情报告管理工作的督导、检查。

（7）严格遵守艾滋病疫情保密制度。

（8）上报艾滋病疫情报告表：

①艾滋病病毒抗体检测数及阳性人数统计报表。

②HIV 感染者/HIV 患者报告一览表。

③HIV 感染者/HIV 患者死亡报告一览表。

六 临床微生物专业组检验质量管理制度

（一）目的

明确临床微生物专业组检验质量管理要求，建立管理程序和制度。

（二）适用范围

1. 本制度适用于全国医疗机构检验科和第三方检验机构。

2. 本制度仅供参考。

（三）具体内容

1. 临床微生物检验工作人员，必须熟悉本专业质量控制的理论和方法。

2. 建立健全临床微生物检验的科学管理制度。

3. 临床微生物检验的各项操作应规范化、程序化。

4. 认真做好检验科的质量控制，微生物检验标本的采集时间、部位、容器、方法及送检过程，必须符合临床微生物检验要求。

5. 实验用的各种玻璃器材必须无菌，仪器及玻璃器材的性能、质量必须经常监测，如对培养箱、干燥箱、水浴箱、冰箱等仪器必须经常进行调温、恒温等质量监测。

6. 实验用的试剂、药敏纸片等必须经质量检测，并使用统一供应的商品试剂。

7. 在开展室内质控的基础上，必须参加卫生健委临床检验中心、省临床检验中心组织的室间质量评价。

8. 室内质控失控或疑似失控时，要及时查找原因，待纠正后，再发报告。

9. 定期总结经验，不断提高微生物检测的质量，逐级接受监督、检查，对质量严重失控者，要求其采取有效措施，限期改进。对医院内环境监测结果及日常细菌培养药敏结果要定期进行分析和评估；并协同医院感染管理部门、药剂科等医院相关部门做好抗生素用药的分析工作。

七　临床生化专业组检验质量管理制度

(一)目的

明确临床生化专业组检验质量管理要求,建立管理程序和制度。

(二)适用范围

1.本制度适用于全国医疗机构检验科和第三方检验机构。

2.本制度仅供参考。

(三)具体内容

1.生化检验工作人员要熟悉本专业质量控制理论和具体方法。

2.建立健全生化检验室的科学管理制度。

3.生化检验的一切操作要做到规范化、程序化。

4.依照检验科质量控制的要求认真做好生化检验标本的收集、采集和送检。

5.对有计量标准的各仪器、器皿,必须经过校正标定,合格后方准使用。

6.认真开展临床生化检验的室内质量控制。

7.在认真开展室内质量控制的基础上,必须参加省临检中心组织的室间质量评价,各专业的主要项目可参加卫健委临检中心组织的室间质量评价。

8.按卫健委规定和要求,认真开展室内质量控制工作,对每项控制项目,须测出 OCV 和 RCV 值,两者必须达到国家规定的标准。

9.当室内质控失控时,应立即停止发该项报告,查找原因,待纠正后再发报告。

10.定期对室内、室间质控工作进行总结,要逐级接受监督、检查,对质控不合格者,责令其吸取经验教训,限期改正。

11.之前施行的文件制度与本制度规定内容相冲突时,以本制度规定为准。

八　临床遗传分子专业组检验质量管理制度

(一)目的

建立临床遗传分子诊断室工作制度,便于规范临床遗传分子诊断室工作人员的各项工作,使检验科工作有序、在控。

(二)适用范围

适用于临床遗传分子诊断室所有工作人员。

（三）具体内容

1. 临床遗传分子诊断检验科组长负责制订本专业组的工作制度，经科主任审核、批准后执行。

2. 全体临床遗传分子诊断室人员均应遵守本工作制度，并相互监督。

3. 遵守医院及科室的规章制度，严防差错事故及纠纷的发生。

4. 检验科为工作场所，应保持整洁、安静，维护良好的工作环境。

5. 本检验科进行血清学筛查、眼内液病原体检测、染色体核型分型和分子诊断检测及相关实验工作，不得进行其他实验操作。

6. 严格执行本检验科的各项操作规程，及时做好详细记录，力求结果准确、可靠。实验完毕，做好清洁、整理及分析统计等工作。

7. 非本检验科工作人员，未经许可不得入内。进修、实习或其他检验科人员在本检验科进行相关实验，须在本检验科工作人员指导下进行。

8. 室内仪器由专人负责，未经许可，不得随意使用或挪用；爱护仪器，定期进行保养与维修。

9. 爱护医院财产，厉行节约。离开检验科前应关好门窗及水、电、气等。

10. 实验人员进入该室须穿本室专用的工作服，戴手套，套鞋套。

11. 每天实验开始前，做好实验台、检验科的清洁及消毒处理。

12. 实验中使用的离心管、吸头等应经过灭活无菌处理（应在消毒有效期内使用）。

13. 严格按照操作规程进行实验操作。

九 检验科分析前质量管理制度

（一）目的

分析前质量保证是临床检验科质量保证体系中较重要、较关键的环节之一，是保证检验标本正确、确保检验质量的先决条件和基础。

（二）适用范围

1. 本制度适用于全国医疗机构检验科和第三方检验机构。

2. 本制度仅供参考。

（三）具体内容

1. 注重和临床医护联系和交流，发挥检验医师的作用。

（1）检验科新增加的检测项目，检验科应采用各种方法向临床科室介绍新项目的特点、临床意义以及与已有项目的区别，帮助医师更好、更快地掌握新知识。

（2）不定期地为临床科室的医师和护士举办专题讲座，定期为他们编写、印发最新检验资讯，并组织他们参加临床查房工作。

（3）以多种方式同临床医师进行交流，加强沟通、促进相互了解及理解。

2. 标本的采集。

（1）加强采集标本前注意事项和采集方法的教育宣传，建立和发放科室的采样手册。许多检查项目对标本的采集有严格要求，如血糖、血脂、激素的测定等，采集标本前对患者的饮食和采集时间要有所限制。让医护人员了解这些特殊要求，向患者仔细交代注意事项，以保证检查结果的准确性。

（2）根据实验项目选择正确的标本采集容器（普通、无菌等）和不同种类的试管。掌握真空采血的正确方法和顺序，先采集血培养瓶，然后采集血清管，再采集抗凝管。耐心向患者宣传尿液、粪便、痰标本的正确采集方法，以提高准确率。医护人员应掌握各种培养及细胞学检查标本的采集方法和采集顺序，以得到正确的结果。

3. 标本的传送。

（1）对负责标本采集和运送的人员进行培训，使他们掌握相关知识。许多检测项目对标本离体后的保存有特殊要求，如温度、湿度、光照、时间等。负责标本采集和运送的人员应该掌握相关知识，在运送工具的选择、标本保存的环境和温度等方面严格遵照有关规定进行，以便正确处理及运送。

（2）采集标本后应尽快运送，确保在规定的时间内送达检测检验科。

（3）注意标本的隔离封装，特别是对怀疑有高生物危险性的标本应严密包装，防止传染他人。每个患者的标本均采用独立密封塑料口袋包装、检验单与标本分开传递，减少传染的危险性。

（4）建立第三方外送标本的管理程序，须对第三方的资质、周转时间（turn around time，TAT）、质量保障、危急值管理等进行适当评估。

4. 标本的确认及申请单核对。

（1）检验部门收到标本后应立即检查并核对标本和检验申请单。对不合格的标本（如试管选择错误、溶血、血少、血凝等）应退回并说明原因，拒收标本应有记录。

（2）检验申请单上应包括的主要内容有：患者姓名、性别、出生日期（年龄）、病历号、科室（病床号）、样本类型、检测项目、医生签字、标本采集时间和采集人等。

（3）随着医院信息管理系统和检验科信息管理系统的普遍应用，患者数据可以长久保存，所提供的患者个人信息必须准确，以便检验人员对结果进行分析，检验报告上应填写临床诊断，诊断不明者可注明重要阳性体征。

（4）每个标本容器上除粘贴与申请单相符的特异识别号码外，还应注明患者姓名、病历号、样本类型、标本采集时间等，以便核对。

5. 标本的处理储存。

（1）采用血清或血浆检测时，对采集的血液标本应在规定时间内进行离心处理。

（2）如果标本不能当天测定，应按实验要求将其置于合适温度和环境下保存。

（3）进行细菌培养的标本必须尽早接种。

（4）规定检验后标本的存放时间。

6. 检验科分析前质量控制。

（1）绝大多数实验依靠仪器完成，计量器材每年须由国家相关部门进行检定，检验科技术人员要坚持进行仪器日常维护，确保检测仪器处于正常工作状态。

（2）所有检测应严格按照有关规程进行操作，避免人为误差。

（3）所有检测项目都要有室内质控记录，24小时运转的仪器应每8小时检测一次质控标本。

（4）检验科应积极参加室间质评活动，保证实验结果的准确性。未参加室内质控和室间质评的项目，须与当地上级医院进行比对。

（5）建立完整的工作记录表，记录仪器每天的工作状况，确保其处于良好的状态。

十　检验科室内质量控制制度

（一）目的

室内质控是获得可靠检验结果的前提，也是检验科全面质量管理的主要内容。健全的室内质控体系是准确发出检验报告的保障，在发生医疗纠纷时，其可提供对本科室十分有利的依据。

（二）适用范围

1. 本制度适用于全国医疗机构检验科和第三方检验机构。
2. 本制度仅供参考。

（三）具体内容

1. 各专业小组必须将室内质控工作贯穿日常检验中，生化、血常规、血凝、尿常规、艾滋、梅毒、丙肝、乙肝等应每天做室内质控，特殊项目在更换试剂批号或校准后进行室内质控。室内质控规则为 Westgard 多质控规则。质控方法也可根据具体测定项目不同自行选择，根据国内外质控技术发展趋势逐步完善。

2. 每天做患者标本前先做室内质控，只有当质控结果合格时，才能签发当天的检验报告。如样本量较大，室内质控应当均匀分布在当日分析批中，以提高误差的检出能力，如有失控，应召回已签发的报告，纠正检验结果，并填写错误报告单记录。

3. 当室内质控结果出现失控时，须仔细分析、查明原因。若为真失控，应该在纠正失控后，重做质控，对相应的所有失控的患者标本进行重新测定，方可发出报告；若为假失控，患者标本可以按原测定结果报告。

4. 质控品的订购由各检验科上报计划，科室统一安排，一次订购足量，生化质控一个批号最好定一年或两年的量（最长效价），以便建立稳定质控体系。

5. 质控品的保存由各检验科指定专人负责。

6. 质控品检测的全过程须严格按照说明书要求执行，不能任意更改。

7. 更换质控品应在前一批号使用完之前，以保证新、旧批号同时使用一段时间，不得使用过期的质控品。

8. 室内质控数据的管理。

（1）统计：每月末，应对当月所有的质控数据进行汇总和统计处理，并做本月室内质控分析评价。

（2）上报：每月 1 日将前一个月的质控图打印、分析、评价后由检验科主任签字并上报科室存档。

9. 各检验科工作人员每日须对冰箱、温箱、比色仪等常规设备的工作状况进行检查。

10. 科室所有使用的仪器必须定期按一定的要求进行校准和评估，同类仪器和同类项目的测定每年由科室组织两次比对实验，以保证检测结果的准确性和一致性。

11. 监督：科主任定期或不定期抽查室内质控执行情况，对未严格执行者按医院有关规定进行批评及处罚，每年对检验报告的质量进行两次抽查。

12. 各检验科都应备有室内质控登记本，登记内容包括：质控项目、质控品来源、质控品批号和有效期、测定结果、失控分析及处理措施、月度小结。

十一　检验科室间质评制度

（一）目的

对检验科参加室间质评的全过程进行管理，以保证检验结果的可比性和准确性。

（二）适用范围

1. 本制度适用于全国医疗机构检验科和第三方检验机构。
2. 本制度仅供参考。

（三）具体内容

1. 检验科负责确定参加室间质评项目，与省、市临检中心联系，申请参加项目，及时发放质控物到各小组；各检验科负责人负责安排本检验科室间质评活动，及时将省、市临检中心的质控物进行检测、上报，结果反馈后及时总结室间质评结果。

2. 室间质评程序。

（1）检查：收到室间质评样本后，检查是否有遗漏或破损，如有问题，及时与省、市临检中心联系更换。

（2）保存：按照室间质评样本说明书要求妥善保存，随时监测并进行温度记录。

（3）使用：按照室间质评样本说明书上的建议测定日期，安排具体测定日期和负责检测人员。

（4）检测：室间质评样本应与常规样本一起操作，应当成常规标本统一看待，各检验科室间质评样本的测定应由本检验科独立完成。

（5）上报：按照室间质评样本说明书上的建议测定日期及时测定，并及时经书面或网络上报到省、市临检中心，推荐使用网络上报。

（6）质控结果分析：每次室间质评结果汇报后都要认真分析，并经科主任批准后存档。有误差时必须及时采取措施纠正，发现问题时，结合检验科室内质控情况进行讨论研究，以达到提高常规工作质量的目的。

（7）建立室间质评标本应从接收、质量检查、贮存、使用等各环节记录，以便结果出来后的各项溯源分析。

3. 室间质评的要求。

（1）室间质评样本应与常规样本一起操作，应当成常规标本统一看待。

（2）应由进行常规工作的人员操作，不能由专人操作。检验科所有的技术人员都可参加。

（3）应按测试常规标本同样的方法、步骤及试剂来操作室间质评标本。

（4）当检测结果完成后，应像常规标本一样解释和报告结果，而不是反复操作。

（5）检验科在规定汇报结果截止时间前，不得在检验科之间进行检测结果交流，不得将室间质评样本或样本的一部分送到另一检验科进行分析。

（6）在室间质评结束后，必须将所有的原始数据、记录资料保存 5 年。

十二　检验科无室间质评计划检验项目比对制度

（一）目的

确定检验科检测校准能力，监控检验科的持续能力，识别检验科工作过程中出现的问题并制订相应的纠正措施。

（二）适用范围

1. 本制度适用于全国医疗机构检验科和第三方检验机构。

2. 本制度仅供参考。

（三）具体内容

1. 比对和能力验证工作相关人员职责。

（1）技术负责人主持比对和能力验证工作的开展，对结果进行评价。

（2）技术负责人负责制订检验科比对和能力验证实施计划，并组织实施。

（3）比对和能力验证实验涉及的检验科各个专业小组须按照比对和能力验证实验计划要求，组织人员开展比对和能力验证实验。

（4）资料员负责检验科比对和能力验证工作中有关资料的归档管理。

2. 比对和能力验证的方式。

（1）科室组织安排的与外部检验科之间的比对和能力验证实验，各专业小组组长应积极主动参加，不可无故拒绝参加。

（2）各科室自行安排检验科内不同检测系统间的比对和能力验证实验。

（3）建立本科室的比对工作程序和按照相关规定的比对标准，每年须进行两次比对。

3. 验证项目。

（1）组织考核机构或主管机构下达的比对和能力验证实验计划所涉及的授权项目。

（2）无室间质评计划检验项目。

（3）比对和能力验证实验的组织。

4.技术负责人负责编制比对和能力验证实验工作计划，计划内容主要包括以下3个方面。

（1）比对和能力验证实验的项目。

（2）参加比对和能力验证实验的外部检验科。

（3）比对和能力验证实验的时间安排。

5.经费核算。

（1）明确比对和能力验证实验的任务，统筹安排比对和能力验证试验的时间，计算所需实验经费，由技术负责人联系参与比对和能力验证实验的外部检验科。

（2）外部检验科的选择。一般优先选择以下检验科参与：①通过计量认证认可的检验科；②管理体系符合 ISO/IEC 17025 要求，并经有关组织认可的检验科（如经国家认可的检验科）；③检验科间比对和能力验证项目应是该检验科经过认可的项目。

6.比对和能力验证实验的实施。

（1）技术负责人准备相关的参与比对和能力验证的设备，组织实施比对和能力验证。

（2）比对和能力验证实验任务下达后，由各专业小组组长负责组织实施，至少安排2名检验人员参加。

（3）参加比对和能力验证实验的检验人员在接到任务后，应以严谨的科学态度开展工作，包括监测环境的确认、检测过程的控制和检验结果的记录。

（4）检验人员在完成比对和能力验证实验任务后，应以报告的形式出具检验结果，向技术负责人汇报。

7.比对和能力验证实验的总结。

（1）技术负责人对科室返回结果和外部检验科的鉴定结果进行分析比较，撰写分析报告。

（2）技术负责人组织召开评审会议，召集有关人员评审比对和能力验证实验结果，当比对结果有差异时，分析可能存在的原因，提出进一步提高检验水平的具体措施。

（3）技术负责人综合评审内容，编写比对和能力验证实验总结报告。

（4）比对和能力验证实验总结报告和其他资料经整理后交资料员，归档保存。

十三　检验科质量保证制度

（一）目的

为规范质量管理，保证质量安全，特制订本制度。

（二）适用范围

1.本制度适用于全国医疗机构检验科和第三方检验机构。

2.本制度仅供参考。

（三）具体内容

1. 标本查对制度：要求采集标本、接收标本时，必须核对检验申请单患者信息和标本上的所有信息，检查所留取的标本是否合格，如采集标本时间、部位、标本量，是否需要抗凝，血与抗凝剂比例是否正确等。

2. 仪器保养、维护制度：仪器必须按规定进行定期、不定期保养和维护，记录保养时间、内容、保养人。

3. 仪器操作培训制度：仪器使用前，由组长组织进行上岗前培训和考核，合格后才能按要求进行独立操作。

4. 仪器定标、质控制度：定期进行定标，每天进行室内质控，记录结果，分析失控原因，记录处理对策，定期进行室间质评。

5. 标本编号制度：按格式要求正确编号，核对标本与申请单是否相符。

6. 血清分离制度：避免溶血、试管破裂、编号涂抹不清。

7. 申请单信息输入制度：正确、完整输入患者信息、检测项目、标本类型。

8. 检验结果复核制度：检查申请单与报告单以及标本之间的信息是否一致，检验结果与临床诊断是否相符，结果之间是否相符，不符合者应记录、复查。

9. 急诊、高度异常结果报告制度：急诊结果及时报告临床科室；高度异常结果复查后，报告临床科室，并留有记录。

10. 岗位责任制度：岗位职责分明，调岗或离岗必须经组长或科主任同意，组长调岗或离岗须经科主任同意。

11. 检验报告单发送制度：及时、准确发送检验报告单。

12. 医疗纠纷处理制度：医疗纠纷发生时，必须尽快提出处理方案，以减少对患者的伤害，并记录整个过程。

十四　检验科质量评价制度

（一）目的

好的质量是提高医院的技术效益、社会效益、经济效益的基础，为了提高医院检验质量，就要认真地进行质量评价。

（二）适用范围

1. 本制度适用于全国医疗机构检验科和第三方检验机构。

2. 本制度仅供参考。

（三）具体内容

1. 质量评价是由医院质量管理委员会领导院、科两级质控人员进行的工作。

2. 质量管理人员根据医院质量管理方案中规定的要点，根据医院制定的医疗、护理、医技系统检查标准,进行综合评价。

3. 院级每年进行一次综合质量评价;各专业科室根据自己的工作特点,进行评价并报院级委员会。

4. 质量管理人员进行的综合评价,要及时上交给院领导,并及时反馈至各专业科室,为制订今后的改进方案提供有力依据。

十五 检验科质量管理追责制度

(一)目的

为提高检验质量,增强科室人员责任心,对质量责任人员实行责任追究制度,发挥教育和警示作用,根据科室的相关规定,特制订此制度。

(二)适用范围

1. 本制度适用于全国医疗机构检验科和第三方检验机构。

2. 本制度仅供参考。

(三)具体内容

1. 医疗纠纷事件由科室质量管理小组分析、讨论,认定纠纷事件的性质、责任程度和主要责任人,并上报医院,经医院医疗事件处理小组确认,进行相应责任追究和处罚。

2. 投诉事件由服务中心调查、讨论,认定事件的性质和责任人,对于由医务人员工作粗心、告知不到位或违反职业要求,给患者造成的延误诊疗、增加费用或其他较大伤害,给予责任人警告,并根据相应条款进行责任追究和处罚。

3. 检验科对出现的以下情况,给予提醒和整改。

(1)操作不规范,告知不到位,导致患者不满意。

(2)标本采集错误,造成患者重新采集标本。

(3)检验结果错误,没有给患者合理解释。

4. 检验科主任须对各级人员及特殊岗位人员进行授权管理。

十六 检验科技术质量管理制度

(一)目的

必须把检验质量放在工作首位,普及提高质量管理和质量控制理论知识,使每个检验人员自觉行动。同时,按照上级卫生行政部门的规定和临床检验中心的要求,依据国际标准化组织(International Organization for Standardization, ISO)制定的《检测和校准实验室能力的通用要求》(ISO/IEC 17025)的要求,全面加强技术质量管理。

(二)适用范围

1. 本制度适用于全国医疗机构检验科和第三方检验机构。
2. 本制度仅供参考。

(三)具体内容

1. 建立和健全科、室(组)二级技术质量管理组织,配有兼职人员负责工作。管理内容包括目标、计划、指标、方法、措施、检查、总结、效果评价及反馈信息,并定期向上一级报告。

2. 各专业检验科要制订质量管理制度,开展室内质量控制,做到日有操作记录,月有小结、分析,年有总结。发现失控要及时纠正,纠正前应停发检验报告,纠正后再重检、报告。

3. 加强仪器、试剂的管理,建立大型仪器档案。新引进或维修后的仪器经校正合格后,方可用于检测标本。

4. 及时掌握业务动态,统一调度人员、设备,建立正常的工作秩序,保证检验工作正常运转。

5. 建立岗位责任制,明确各类人员职责,严格遵守规章制度,执行各项操作规程,严防差错事故发生。

6. 做好新技术的开发和业务技术的保密工作。

7. 积极参加室间质量评价活动,努力提高质评水平。

8. 制订技术发展计划与工作计划,并组织实施、检查。

十七 检验科质量安全管理小组工作制度

(一)目的

为了保障科室质量安全管理小组的工作顺利进行,提高科室质量管理水平,特制订此制度。

(二)适用范围

1. 本制度适用于全国医疗机构检验科和第三方检验机构。
2. 本制度仅供参考。

(三)具体内容

1. 管理小组组长为第一责任人,全面负责检验科室质量安全工作的组织、安排、实施和监督。

2. 各专业小组组长负责本专业小组的检验质量与安全工作,并协助管理小组组长落实管理各专业小组的各项决定,参与检验科室质量安全相关事项的决策。

3.质量管理员负责对质量安全工作的日常督查,并做好相关工作记录,将发现的问题提交管理小组会议讨论解决,协助管理小组组长落实管理小组的各项决定,参与检验科室质量安全相关事项的决策。

4.质量安全管理小组于每年年初制订本年度的质量目标和工作计划,年底总结计划的落实和完成情况,并报科主任批准。

5.质量安全管理小组每月召开一次会议,对年初制订的工作计划的落实情况进行评估,并提出改进意见;同时对科室存在的质量安全问题进行讨论,提出整改意见,并对上次会议决议的落实情况进行监督。

十八 建立检验质量内审管理小组制度

(一)目的

为了保证 CNAS-CL02 标准在检验医学质量管理中的全面落实,真正做到"写你应做的,做你所写的,记你所做的,查你所记的,改你所错的",确保科室能够按照有效的文件体系运行,保证质量安全管理小组的工作顺利进行,特制订本制度。

(二)适用范围

1.本制度适用于全国医疗机构检验科和第三方检验机构。

2.本制度仅供参考。

(三)具体内容

1.成立内审小组。

成立检验质量内审小组,对科室进行严格的审查并督促标准的落实。

2.内审小组职责。

(1)负责科室程序文件的讨论和制订,报检验科主任审批签发,并监督科主任制订和执行制度。

(2)对科室程序文件的修改提出申请,并重订,报科主任审批签发。

(3)定期和不定期检查科室有效文件体系执行状态,其中定期为一年一次。

(4)按年度计划,定期对某一专业检验科进行全面的质量审核。

(5)负责监督每日的检验单审核及科室的考勤状况、水电、安全等。

(6)向科主任提供改进质量的有关措施和建议,并反馈审查意见。

3.内审小组工作计划。

(1)年初制订年度审查计划,通知有关专业检验科做好迎审准备,按计划进行年审,一般一年两次,每次审查一个专业检验科,按生化检验科、免疫检验科、临床检验科、微生物检验科、分子生物检验科、门诊检验科的顺序进行。

(2)科室程序文件的编制、修改和有效文件体系执行状态的检查可定期或不定期进行。

（3）每日审核由内审小组按科室排班执行，包括值班制度（考勤、安全等）。检查的情况应记录在专门的记录本上。

4.成员资格及组成。

（1）内审小组组长，年度审核由内审小组组长负责实施。

（2）每日对检验报告的结果审查一般由各专业检验科检验人员相互进行，严格执行双签名，对有疑问的结果，要进行复检并报告科主任。

十九　检验科质量持续改进制度

（一）目的

为使有效的改进、纠正和预防措施落实，确保科室符合相关标准要求和实现质量管理体系的持续改进，特制订本制度。

（二）适用范围

1.本制度适用于全国医疗机构检验科和第三方检验机构。

2.本制度仅供参考。

（三）具体内容

1.根据检验科质量安全管理小组提出的不合格项，调查并分析原因。

2.有针对性地提出措施，并进行评价，确保措施实施的有效性。

3.措施应满足以下要求：针对性强，具体可操作，时间安排及分工要合理、明确，便于实施，能经济有效地解决问题，不会产生其他负面效应；有一定的预见性，能较好地消除和预防问题的发生。

二十　POCT 质量管理制度

（一）目的

为对 POCT 进行规范管理，把控 POCT 检测质量，精准快速检测，依据便携式血糖仪临床操作和质量管理指南》（WS/T 781—2021）、《现场快速检测（POCT）基层医疗卫生机构应用专家共识》等权威文献编写，供眼专科医院参考使用。

（二）适用范围

1.本制度适用于全国医疗机构检验科和第三方检验机构。

2.本制度仅供参考。

（三）具体内容

1.POCT 操作人员必须具备专业职称证书和 POCT 培训合格证。

2. POCT 操作人员必须熟悉 POCT 质量控制理论和具体方法。

3. 制订各项 POCT 项目的标准操作程序文件(SOP)，一切操作要做到规范化、程序化。

4. 选用的仪器、试剂和耗材必须符合国家市场监督管理总局的有关规定。各种仪器必须定期进行功能及质量检测，并在标定后使用。使用合格的检验试剂，定期检查有无过期试剂。

5. POCT 操作人员必须按要求认真做好日常质量控制、填写相关质量控制记录，供 POCT 项目管理领导小组检查和备案。做到日有操作记录，月有小结分析，年有总结。对检测中出现的失控项目要停止报告，查出原因，针对问题及时采取措施并留有记录，整改后再报告。

6. 每个 POCT 项目均应使用新鲜患者样本与规范化管理的临床检验科的同类项目(该项目必须往室间质评或室间比对且合格)进行比对，比对每半年至少进行一次。相同项目要进行全院统一比对。

7. 有 POCT 项目的科室须建立相关记录本。每个 POCT 项目均应有项目验证记录、样品检测原始记录、室内质控记录(包括原始数据和质控判断)、比对记录、室间质量评价记录、仪器使用维护校准记录、与质量有关的投诉和处理意见记录等，所有记录和资料至少保存两年。

8. POCT 出现质量问题应暂停使用，及时通知负责的检验专家帮助寻找原因并进行纠正，视情况向主管领导做书面汇报。

9. 医院应经常组织专家进行质量控制工作的检查和技术指导。

二十一　POCT 操作人员培训制度

(一)目的

为加强对 POCT 操作人员的培训，保障检测质量。POCT 管理委员会负责 POCT 操作人员的培训、考核和指导。POCT 管理委员会要认真安排 POCT 操作人员的培训，培训要规范化、定期化并应加强检查，保证培训时间和培训质量，特别要重视对非检验科专业背景的操作人员的培训。一般性培训之外，每个人正式操作某项目和(或)仪器前还应经过该项目和(或)仪器操作的培训和考核，并写入其个人培训记录。个人培训记录应由培训组织者填写签章，并注明培训内容和考核结论。

(二)适用范围

1. 本制度适用于全国医疗机构检验科和第三方检验机构。

2. 本制度仅供参考。

(三)具体内容

1. 操作人员资质。POCT 操作人员应为满足下列条件的临床检验科专业技术人员、护士、医生或其他医务人员：具备卫生专业技术职称，或经专门的 POCT 培训并考核合格(由所在 POCT 管理委员会认定），具有做好相应 POCT 检测工作的专业能力。

2. 培训内容包括以下几方面。

（1）开展 POCT 的目的、意义、局限性以及操作人员应具备的责任心；POCT 实验前质量保证；影响检验结果的因素包括临床原因、药物、饮食、采集标本的部位和方式，血浆和全血结果间的差异等。

（2）须严格按照 POCT 标本采集的具体步骤操作，如从指端、新生儿脚跟及静脉埋入管采样等。

（3）试剂的正确选用、存放和使用，以及仪器校准、保养和故障排除方法。

（4）POCT 标准操作程序文件的编写和执行。

（5）误差产生原因和分析处理方法，质量保证具体内容（包括日常室内质量控制和比对的做法和要求、出现差错时的纠正措施）。

（6）及时性要求，以及急诊检验及特定要求的相关规定。

（7）结果规范化报告的程序和相关知识（原始结果、记录、复核、正式报告等）。

（8）学习《病原微生物实验室生物安全管理条例》，学习医疗废物管理的相关知识。

（9）上机操作实验培训。

（10）学习在工作中发生职业暴露事件时，应如何采取相应的处理措施，并及时报告的相关部门。

3. 培训考核：培训完成后，书面考核及实际操作考核合格者，方可从事相应 POCT 检测工作。

第二章

眼科检验科岗位职责制度

一 检验科岗位职责总制度

（一）目的

岗位责任制是保证医学检验工作质量和医疗安全，提高工作效率的重要环节，各专业小组检验科必须明确分工，明确责任，相互配合，才能协调而有秩序地开展工作。因此，各专业小组检验科必须建立岗位责任制，做到人人职责明确，事事有人负责，立足本职，团结互助，相互协调，保证各项检验任务的顺利完成。

（二）适用范围

1. 本制度适用于全国医疗机构检验科和第三方检验机构。
2. 本制度仅供参考。

（三）具体内容

1. 各专业小组检验科均应由有实践经验的技术人员负责。

2. 牢固树立把质量放在第一位的思想，在工作中必须加强检查和复查制度的执行，以保证医学检验质量及医疗安全。

3. 各专业小组检验科交接工作必须认真负责，须核对实物和记录，对工作的一般情况、存在问题和注意事项应具体交代，否则，发生问题由交班人负责；工作人员临时因故离开工作岗位，必须将工作委托给能胜任该项工作的人员，否则，发生问题由原担任该项工作者负责。

4. 新参加工作的检验工作人员，在未熟悉和掌握工作前不能独立工作，不能单独上岗，必须在考核合格后方可单独上岗。

5. 精密仪器和重要设备：凡是专用的，要建立专责岗位制，其他人不得任意使用；凡是一物多人使用的，除共同负责外，应指定一人为负责人，负责指导正确操作，定期进行安全检查，经常维护保养，保持正常运转，该负责人有权制止任何违章操作和有害设备安全的行为。

二　检验科主任/副主任/负责人职责

（一）目的

为确保眼科医院检验科工作的高效、有序开展，保障检验结果的准确性、及时性和可靠性，特制定本职责制度。本制度旨在明确检验科主任、副主任及负责人的职责范围，规范其工作行为，确保检验科各项工作符合国家法律法规、行业标准和医院的总体要求，同时促进检验科团队的专业发展和学科建设，为医院的眼科诊疗工作提供有力支持，提升医院的整体医疗服务质量。

（二）适用范围

1. 本制度适用于全国医疗机构检验科和第三方检验机构。
2. 本制度仅供参考。

（三）具体内容

1. 在 CEO/院长的领导下，负责检验科的医学检验、教学、预防、科研和行政等方面的管理工作。确定科室的发展方向，建立质量控制体系，并定期审核质量体系，使之有效运行。

2. 负责检验科业务技术建设规划、年度工作计划和医疗工作质量保证方案的制订、实施、检查和总结。负责专业划分工作，审查各专业检验科小组的工作计划和实施方法，督促检查各专业检验科小组工作情况。

3. 建立符合良好行为规范和相关法规的安全的检验科环境。

4. 领导检验科全体人员开展医疗技术服务工作，完成各项医疗任务。参加会诊等医疗工作；负责解决检验科复杂、疑难的技术问题，把好危重、疑难病患者的诊断关。

5. 督促检查科全体人员履行职责，认真执行各项规章制度和技术操作规程，考察各专业的检验质量，努力提高服务能力。

6. 督促科内人员正确使用与保管菌株、剧毒危险品和器材，审签试剂和器材的请领，经常检查安全措施及执行情况，防止差错事故发生。

7. 结合临床医疗的需要，制订科研规划，不断学习，运用国内外先进技术，组织开展新技术、新业务和新项目。

8. 督促检查各专业检验科的业务学习、技术培训、继续教育等计划的实施，有计划地安排检验科人员积极参与学术交流或专题研讨会。

9. 安排外来进修、实习人员到各专业检验科学习，定期检查进修或实习计划完成情况，并承担教学任务。

10. 负责检验科专业人员技术分工、业务训练、人才培养、外出学习或学术交流等工作，督促检查考勤考核。

11. 处理患者的投诉，及时听取临床意见，征询他们对检验质量的意见和要求，督促各专业检验科小组负责人提出改进措施，满足临床要求。

12.负责检验科医德医风建设，确保检验科工作人员保持良好的职业道德，掌握人员思想、业务能力和工作表现，提出考核、晋升、奖惩和培养的意见。

三　技术管理小组组长及成员职责

(一)目的

为确保眼科医院检验科技术管理工作的科学性、规范性和有效性，特制定本职责制度。本制度旨在明确技术管理组组长及技术管理小组的职责范围，规范其工作行为，确保检验科技术管理工作符合国家法律法规、行业标准和医院的总体要求，同时促进检验科技术团队的专业发展和学科建设，为医院的眼科诊疗工作提供有力技术支持，提升医院的整体医疗服务质量。

(二)适用范围

1.本制度适用于全国医疗机构检验科和第三方检验机构。

2.本制度仅供参考。

(三)具体内容

1.技术管理小组组长职责。

(1)负责科室全部技术工作的管理。

(2)负责定期组织检验程序评审。

(3)领导技术管理小组的日常工作。

2.技术管理小组成员职责。

(1)负责科室业务技术疑难问题的解决，对科室的业务进行指导并提供咨询。

(2)负责科室新业务、新技术的开展。

(3)负责科室科研课题的实施、信息的指导，科研课题的申报，组织、指导专业论文的撰写。

(4)负责实习人员、进修的教学安排。

(5)负责各专业检验科小组间科研工作的协调，包括设备、人员、资金的调配。

四　安全管理小组及其组长职责

(一)目的

为加强检验科安全管理工作，全面提升检验科安全管理水平，构建科学化、规范化的安全管理体系，保障人员、设备、环境及患者安全，特制定本制度。本制度旨在明确安全管理小组及其组长的职责范围，规范其工作行为，确保检验工作安全有序开展。

（二）适用范围

1. 本制度适用于全国医疗机构检验科和第三方检验机构。
2. 本制度仅供参考。

（三）具体内容

1. 安全管理小组组长负责科室的安全管理工作，指导和监督安全管理小组的日常工作。
2. 安全管理小组为科室安全提供方案及咨询。
3. 安全管理小组制订针对安全操作和安全装备的检查方案。
4. 安全管理小组建立安全清单，为回顾性检查提供资料并进行记录。
5. 安全管理小组应对工作人员进行定期的安全培训教育，并对各种紧急情况下的应急措施进行培训。

五　专业小组组长职责

（一）目的

为明确专业小组组长职责、规范管理、提升工作效率和质量，确保检验科工作有序进行，特制定本制度。以确保检验质量、提升专业组团队能力、优化流程、促进协作、推动科研、保障安全规范、提升服务质量，服务好临床和患者。

（二）适用范围

1. 本制度适用于全国医疗机构检验科和第三方检验机构。
2. 本制度仅供参考。

（三）具体内容

1. 专业小组组长为本专业检验科的学科带头人，在科主任领导下，实行专业小组组长负责制，负责本专业的全面质量管理，科研、教学和部分的行政管理工作，负责本组日常工作的安排和调配，并按期向科主任总结汇报。
2. 规划及落实本专业的发展计划及质量方针，制订本专业的质量手册，组织编写本专业程序控制文件、各检验项目操作手册及仪器操作手册（包括室内质控措施和要求），经常检查执行情况，积极参加各级临床检验中心组织的室间质量评价活动。
3. 负责本组的各个检测项目的室内质控和室间质评工作，并定期对该部分工作进行总结，提出改进意见，审查签发室间质评汇报表，分析质评成绩，提出改进措施。
4. 负责本组仪器的日常维护和保养，并做好相关记录。做好与工程师的协调工作，做好仪器的调试与校准工作，维持本组工作的正常运转。
5. 及时了解本组人员的思想活动并向科主任定期汇报，在权限范围内解决本组工作人员思想问题。不定期召开组务会，交流思想，协调关系，保持良好的工作氛围。

6.负责本组试剂耗材的清点、申领工作，并反馈相应试剂耗材的使用情况。

7.做好本组的各项统计工作，并在规定时间内完成上报。

8.掌握本专业及一些特殊检验技术，解决本专业的复杂疑难问题；审签本专业检验报告。

9.经常深入临床科室征询大家对检验质量的意见，介绍新的检验项目及临床意义，有条件时，参加临床疑难病例讨论，主动配合临床医疗工作。

10.负责实习人员的带教、管理和考核工作。

11.协助科主任做好员工的考核工作。

12.结合临床医疗，制订本专业的科研计划，并不断引进国内外的新成果、新技术、新方法，开展新项目，提高本专业的技术水平。

13.制订本专业工作计划，按期总结；检查检验人员贯彻执行各项规章制度的情况，进行考勤考绩、人员安排。专业小组组长外出前，应向科主任提出申请，临时指定人员负责代理。

六　计算机管理小组职责

（一）目的

通过系统化、规范化的管理，确保实验室计算机系统的高效、安全和稳定运行，提高工作效率和服务质量，维护网络安全性和保密性，规范用户行为，及时处理故障，支持日常工作、科研和教学工作顺利进行。

（二）适用范围

1.本制度适用于全国医疗机构检验科和第三方检验机构。

2.本制度仅供参考。

（三）具体内容

1.计算机管理小组在组长领导下工作。

2.掌握必要的计算机维护和管理知识，了解计算机一般使用原则和操作规程。

3.遵守计算机维护、保养制度，确保计算机处于良好工作状态。建立必要的计算机工作日志，并对计算机的使用情况认真登记。

4.要时常观察计算机的运行情况，如发现异常应停止操作，并请信息中心专业人员进行处理。

5.按照科室计算机维护制度，定期维护计算机。在科主任的指导下，调配科室各专业小组之间的计算机配备情况，保证计算机在医、教、研中的正常运行。

6.自觉执行并督促他人严格执行科室计算机使用制度和计算机使用规程，避免违规操作。

七 试剂管理小组职责

(一) 目的

该岗位的职责旨在通过系统化、规范化的管理流程,确保检验试剂的质量和安全,优化资源配置,提高检验工作的效率与准确性,同时降低成本和风险。

(二) 适用范围

1. 本制度适用于全国医疗机构检验科和第三方检验机构。

2. 本制度仅供参考。

(三) 具体内容

1. 专业小组组长为管理员,试剂管理小组负责科室每月的库存清点工作,上报下月的订购计划,并对库存试剂的质和量进行定期检查,不得使用过期变质的试剂。所有试剂的申请及进货一律由科室统一管理,做到来源渠道正规,货物正宗,有批准文号。

2. 负责科室的试剂耗材的保管和领用,并做好相应的记录。应做到及时盘存清点,出、入库必须有出库单、入库单,做到账物相符。

3. 每日清查试剂耗材并做好记录,对过期的试剂耗材及时清理报废。

4. 负责与医品部的协调和沟通工作,做好试剂耗材的入库工作。

5. 剧毒试剂必须由检验科主任指定试剂库房管理员负责保存,放在专用剧毒试剂柜内,使用时应有两人在场,并做好登记。

6. 易燃、易爆试剂应分开存放,远离火源和电源,并严格执行《剧毒、易燃、易爆危险品保存规定》。

7. 完成医院和科主任交代的其他工作。

8. 试剂外借须经科主任同意后方可执行。

八 正/副主任检验师职责

(一) 目的

通过主任/副主任检验师的专业引领与管理,保障检验质量与效率,推动学科技术创新,提升临床服务能力,同时培养高素质检验团队。

(二) 适用范围

1. 本制度适用于全国医疗机构检验科和第三方检验机构。

2. 本制度仅供参考。

(三)具体内容

1. 在科主任的领导下,负责本专业的业务、教学、科研和仪器设备的管理工作。

2. 负责本专业主要仪器设备的调试、定期检查和指导仪器设备的使用和维修保养。

3. 负责业务技术训练和考核,指导本专业小组人员的业务学习,担任教学,培养主管检验师解决复杂技术问题的能力。指导下级检验师做好各项检验工作,安排好进修人员、实习人员的培训工作。检查组内的检验质量,开展质量控制工作。

4. 掌握本专业国内外信息,引进国内外成熟的先进技术,并指导下级检验师开展科研和新业务,不断提高检验质量。

5. 指导开展本专业小组疑难检验项目,解决业务上的复杂疑难技术问题,参加临床病例讨论和相应的检验诊疗工作。

6. 督促下级检验师认真贯彻执行各项医疗法律、法规及规章制度和检验操作规程,严防差错事故发生。

7. 经常与临床科室联系,征求意见并改进工作。

九　主管检验师职责

(一)目的

旨在明确主管检验师在临床检验工作中的核心职能与责任,通过规范技术管理、质量控制和团队协作要求,确保检验结果的准确性、及时性和可靠性,为临床诊断和治疗提供科学依据。

(二)适用范围

1. 本制度适用于全国医疗机构检验科和第三方检验机构。

2. 本制度仅供参考。

(三)具体内容

1. 在科主任的领导和正/副主任检验师的指导下进行工作,具体实施本专业小组的检验、教学和科研工作。

2. 熟悉各种仪器的原理、性能和使用方法,协同科主任制订技术操作规程和质量控制措施,负责仪器的操作和维护保养,负责复杂项目的检验及报告审签,解决业务上的疑难技术问题,参加临床病例讨论和相应的检验诊疗工作。

3. 开展科研,担任教学工作,指导和培养检验师解决疑难技术问题的能力,对进修人员、实习人员进行培训,并负责其技术考核。

4. 了解国内外本专业信息,应用先进技术,开展科研和新业务,提高检验质量。

5. 认真执行各项医疗法律、法规及规章制度和检验操作规程,严防差错事故发生。

十 检验师职责

(一)目的

通过规范、精准的医学检验分析,确保检测结果准确可靠,提升报告时效性,为临床诊断治疗提供科学依据,保障医疗质量与患者安全。

(二)适用范围

1. 本制度适用于全国医疗机构检验科和第三方检验机构。
2. 本制度仅供参考。

(三)具体内容

1. 在科主任的领导和上级检验师的指导下进行工作。

2. 参加本专业仪器设备的调试、操作、建档和维修保养,负责仪器零配件或器材的请领、保管、建账,并做好各专业资料的积累、保管以及登记和统计工作。

3. 根据科室情况,参加相应的检验和标本采集工作,指导和培养检验士及进修人员实习人员,并负责其技术考核。

4. 学习、应用国内外先进技术,开展科研和新业务,引用新技术,提高检验质量。

5. 负责菌株、毒种、剧毒药品和检验器材的管理,负责核对发送检验结果,负责部分特殊检验的技术操作和特殊试剂的配制、鉴定、检查,定期校正检验试剂、仪器,严防差错事故。

6. 掌握本专业知识,在实际中提高和发挥专业特长,确定本专业发展方向,检查和总结检验工作,不断提高检验质量。

十一 检验士职责

(一)目的

明确检验士的工作范围,在上级检验师指导下完成工作,确保检验工作的准确性和可靠性,为患者提供准确可靠的检验结果,保障医疗质量和安全。

(二)适用范围

1. 本制度适用于全国医疗机构检验科和第三方检验机构。
2. 本制度仅供参考。

(三)具体内容

1. 在科主任的领导和上级检验师的指导下,担负各种检验工作。

2.协同检验师做好仪器、设备的调试、操作、保养、建档和使用登记。

3.协同检验师做好物品、药品、器材的请领和保管，以及各种登记、统计工作。收集和采集检验标本。在检验师的指导下进行特殊检验。

4.了解国内外本专业信息，开展新业务，应用新技术，指导进修人员、实习人员的工作。

5.认真执行各项规章制度和技术操作规程，随时核对检验结果，严防差错事故发生。

6.进行一般检验工作，做好消毒、灭菌工作。

十二　值班人员职责

(一)目的

为了保障医院检验科工作的正常运转，提高服务质量，规范值班人员的岗位行为，制定本值班制度，以明确值班人员的职责、要求和工作流程。

(二)适用范围

1.本制度适用于全国医疗机构检验科和第三方检验机构。

2.本制度仅供参考。

(三)具体内容

1.在非办公时间及节假日设值班人员。

2.值班人员应提前到岗进行交接班工作。每天上午根据科室工作情况安排适当的工作时间，特殊情况要求休息者应征得科主任同意。

3.值班人员参加各专业小组检验科检验工作，并完成仪器的质量控制数据收集。另外，值班人员应负责完成科室内各种消毒物品、消毒液更换，并做好记录工作。

4.值班人员处理办公时间未完成的工作及值班时间应处理的各种检验工作，在工作完成后方可休息。办公时间，值班人员应及时完成各种工作，对借故推诿而耽误工作者，以违纪论处；值班时，在完成检验后对所检结果再进行一次复核，并在核对者处签名。

5.值班人员应遵守劳动纪律，上班时不搞娱乐活动，不擅离职守。

6.次日早晨，值班人员应向接班人员做好交接工作，及时记录所处理的事项。

十三　晚/夜班职责

(一)目的

为了确保检验工作晚/夜班期间高标准的服务质量，制定并执行严格的晚/夜班岗位职责制度。本制度旨在明确检验科晚/夜班人员的具体职责，确保检验工作的准确性和及时性，高效率为临床提供可靠的诊断依据，保障医疗工作的正常运行。

(二)适用范围

1.本制度适用于全国医疗机构检验科和第三方检验机构。

2.本制度仅供参考。

(三)具体内容

1.值晚/夜班人员必须按时交接班,检查仪器是否正常运转、试剂是否准备齐全、是否有遗留标本,做好交接班记录后,值早班人员方可离开。

2.值晚/夜班人员必须坚守工作岗位,不得擅离职守。因事确须短时间离开值班室时,应在值班室门上挂上有明显去向标识。由失职造成的纠纷或差错,值晚/夜班人员应承担相应责任并严肃处理。

3.对急诊标本要及时、快速、准确地进行检验并报告结果。抢救患者标本应优先检验。必须在规定的时间内发出急诊报告:血、尿、大便常规30分钟;生化项目2小时;凝血项目测定2小时。出现危急值时,排除检验因素后,要立即电话联系临床科室,做出口头报告,并做好记录。

4.负责接听值班电话,并且在临床咨询登记本上做好记录。有特殊情况及时电话联系临床科室,对待患者态度和蔼,服务周到。

5.将检验后的晚/夜班标本储存在标本储藏室相应的冰箱内,做好台面的消毒卫生工作。保障科室内物品、仪器的安全,检查水、电、气的安全,注意防火防盗。

6.出现突发事件及时与科主任联系,必要时通知值班。

十四 二线班职责

(一)目的

为了在非正常工作时间提供可靠的检验服务,保障医疗质量和安全,同时提升科室的整体运行效率。

(二)适用范围

1.本制度适用于全国医疗机构检验科和第三方检验机构。

2.本制度仅供参考。

(三)具体内容

1.二线班是检验科紧急人员替代方案要求设置的,如遇各种突发情况,要求二线班人员必须随叫随到,快速到岗。

2.二线班人员手机要保持24小时畅通,并且不能离开本市,如有特殊情况,向科主任请假,科主任同意后方可离开。

3.二线班人员要严格遵守岗位责任制,接到通知,迅速赶到科室,不得自行调换班次及自行找人替班。

4.科主任有权根据需要对二线班当班人员及不当班人员进行调配。

5.二线班人员在接到通知后,赶到科室,根据科主任的安排,换好工作服,马上到相应岗位工作。

十五　卫生员职责

(一)目的

通过卫生管理工作,消除潜在病原微生物,阻断病原体传播,确保实验室环境清洁安全,避免样本或人员感染风险。保护医护人员、患者的健康及公共环境安全。

(二)适用范围

1.本制度适用于全国医疗机构检验科和第三方检验机构。

2.本制度仅供参考。

(三)具体内容

1.清洁消毒工作。

(1)负责一般检验器材的清洗工作,首先对检验器材进行消毒,然后才能清洗,清洗干净的标准是肉眼观察无污物、玻璃器皿内壁不挂水等。清洗玻璃器皿时要仔细、小心,尽量不要损坏。

(2)负责科内公共区域的清洁卫生工作,保持科内环境整洁。

2.医疗垃圾按规定处理。

(1)医疗废物按感染性废物、化学性废物、损伤性废物、病理性废物、药物性废物分类收集。

(2)收集后,称重,收集人员和检验科工作人员双签字后,统一运送至医院指定地点进行销毁。

(3)微生物标本须经过高压灭菌后,再丢进黄色垃圾袋中。

3.人员配置和安排。

(1)检验科设置一名科内卫生员,负责协助门诊采血室工作人员进行标本采集及科内标本的传送和分发,同时负责门诊检验科室内清洁卫生和检验科一般检验器材的清洗消毒工作。

(2)由科主任组织标本运送人员和卫生员负责检验科标本的运送、室内清洁卫生等工作。

十六　标本签收员职责

（一）目的

标本签收作为检验流程的首要环节，旨在通过系统化规范化的管理流程，确保标本质量控制与完整性，明确责任划分与追溯体系。确保检验结果的准确性、可靠性，维护医患关系和谐，提升医疗服务质量。

（二）适用范围

1. 本制度适用于全国医疗机构检验科和第三方检验机构。
2. 本制度仅供参考。

（三）具体内容

1. 签收住院和门诊患者送检的标本，并核对相关信息。
2. 初步评价标本质量，拒绝签收不合格的标本并做好登记。
3. 根据检验项目的不同，及时分收和分流标本，将标本分送至各相关检验科室。
4. 负责患者结果的查询工作，并为患者提供检验项目咨询、导检等相关服务。
5. 服从科室管理，配合科室的其他日常工作。

十七　危化品管理员职责

（一）目的

为了确保危险化学品的使用，采取规范的管理措施和安全措施，以防止危化品事件的发生，保障单位和人员的安全，防止环境污染，维护社会稳定和公共安全，推动可持续发展，并加强国际交流与合作。这些措施包括严格的化学品管理和使用流程、定期的安全培训和应急演练、确保合规性及应对危险化学品可能带来的风险。

（二）适用范围

1. 本制度适用于全国医疗机构检验科和第三方检验机构。
2. 本制度仅供参考。

（三）具体内容

1. 为严格加强化学危险品的管理工作，确保安全和保证工作的正常进行，特制订危化品管理员工作职责。危化物品管理员由经过专业培训和考核合格的专业技术人员担任，熟悉材料安全数据，负责化学品和危险品的领取、发放和保管。
2. 严格化学危险品存、出库手续，做到账物相符，发现差错，及时查明原因并予以纠正。

3.爆炸品要严格执行"五双"制度(双人、双锁、双人收发、双人运输、双人使用)。

4.存放易燃易爆品的库房,应有良好的通风条件,夏季应采取降温措施,使库房内温度不超过 30 ℃。

5.经常巡视化学危险品仓库以及周围环境,严禁明火,电气设备防爆,消除事故隐患。

6.严格遵守作息时间,遇意外情况,及时向领导及主管部门汇报。

7.每月进行一次检查工作,做好书面文字记录,包括危险品存、出库情况。

十八　检验质量管理小组及发量负责人职责

(一)目的

通过制定和完善质量管理系统、实施质量控制措施、不断改进质量管理水平、提供质量管理咨询和支持、推动质量文化建设,以及建立和维护质量管理档案,质量管理小组可以保障检验科的质量和服务能力,提高患者满意度,进一步提升医疗质量。

(二)适用范围

1.本制度适用于全国医疗机构检验科和第三方检验机构。

2.本制度仅供参考。

(三)具体内容

1.质量负责人。

(1)质量负责人负责全科质量管理体系运行的指导、管理。

(2)质量负责人组建质量管理小组,负责全科质量体系运作的具体实施。

(3)管理评审时向检验科主任汇报全科质量管理体系的运行情况。

(4)负责检验科质量管理体系的内部评审。

(5)负责接待科室外部评审。

2.质量管理小组。

(1)负责全科质量管理体系运作的具体实施。

(2)负责全科质量管理体系的内部评审的具体实施。

(3)负责科室外部评审的具体实施。

十九　仪器设备操作保养维护与管理职责

(一)目的

为确保仪器设备的正常运行,保障检验结果准确性,保证操作人员的安全,操作人员必须遵守本制度,严格按照操作步骤和方法进行操作和维护,保障工作环境安全和设备的稳定性。

（二）适用范围

1. 本制度适用于全国医疗机构检验科和第三方检验机构。
2. 本制度仅供参考。

（三）具体内容

1. 检查所属仪器使用的试剂和耗材是否充足。
2. 检查电源是否正常，电源线是否接牢。
3. 严格按仪器操作规程开/关仪器，新上岗职工及进修、人员实习人员，不得单独操作仪器。
4. 加载样本时，要注意观察样本是否凝固完全，样本是否合格，要严格核对样本编号、检验目的。
5. 严格按照仪器使用要求，做好仪器日保养、周保养、月保养工作，及时做好仪器使用及保养维修记录。
6. 按要求做好仪器校准工作，坚持做好室内质量控制和室间质评工作。
7. 定期做好同类仪器之间的比对工作。
8. 标示好仪器运行状态：绿色标识表示仪器运行正常；黄色标识表示仪器出现故障；红色标识表示仪器停止使用。
9. 仪器出现故障要及时上报组长或科主任，不得私自拆卸。

二十 标本管理人员职责

（一）目的

通过规范管理，确保样本质量、保障患者安全、提高效率、遵守法规、防范风险、促进数据管理、明确责任并提升服务质量。

（二）适用范围

1. 本制度适用于全国医疗机构检验科和第三方检验机构。
2. 本制度仅供参考。

（三）具体内容

1. 标本管理人员负责收集检验完毕的标本并登记保存日期。
2. 将标本置于 2~8 ℃冰箱内保存。
3. 每天将已保存 7 d 的标本废弃，高压灭菌后，置于黄色塑料袋内密封，贴上生物危害标识，送焚烧，记录废弃日期。

二十一　检验报告审核人员职责

（一）目的

为了确保实验室检测结果能够被准确、科学地解读，并与临床诊疗需求紧密结合，通过专业把关，避免因结果误读而导致误诊，从而为医生提供可靠的诊断依据，优化患者诊疗方案，保障医疗质量和安全。

（二）适用范围

1. 本制度适用于全国医疗机构检验科和第三方检验机构。
2. 本制度仅供参考。

（三）具体内容

1. 负责每日审核本室的检验结果。
2. 负责对审核出的异常标本提出复检并督促实施。
3. 负责对异常标本的复检结果进行审核。
4. 负责对所有审核进行记录。

二十二　结果解释人员职责

（一）目的

为了确保实验室检测结果能够被准确、科学地解读，并与临床诊疗需求紧密结合，通过专业把关，避免因结果误读而导致误诊，从而为医生提供可靠的诊断依据，优化患者诊疗方案，保障医疗质量和安全。

（二）适用范围

1. 本制度适用于全国医疗机构检验科和第三方检验机构。
2. 本制度仅供参考。

（三）具体内容

1. 检验报告单必须由具有解释资质的检验人员、经科主任授权后方可解释。
2. 解释检验结果时，必须掌握检验分析前、分析中、分析后的实验影响因素，解释结果时要结合上述因素的影响。
3. 结果解释仅针对本次检验结果进行解释，必要时可以建议患者做其他方面的检查或检验。
4. 检验人员无权解释诊断性结果及报告。

5.结果异常时,危重患者、疑难患者等的检验结果,观察当前检测结果及其他变化是否符合规律,应由临床医师结合患者病情进行解释。

二十三　院感管理小组工作制度与职责

(一)目的

为进一步加强院内感染的监测和管理,使预防及控制医院感染的各项措施得以落实,保证医疗质量和医疗安全,特制订本制度。

(二)适用范围

1.本制度适用于全国医疗机构检验科和第三方检验机构。
2.本制度仅供参考。

(三)具体内容

1.院感管理小组工作制度。
(1)负责检验科院感管理工作,督促检验科院感管理各项规章制度的落实。
(2)严格执行无菌操作规程和消毒灭菌制度,做好个人防护。
(3)定期对检验科院感管理工作自查、自纠,进行总结、分析、整改并记录。
(4)每季度统计医院细菌耐药率排名情况以及细菌分布情况,并及时向临床科室通报。
(5)定期由科主任组织检验科工作人员进行医院感染管理相关知识培训学习。
(6)定期监督检验科环境卫生清洁、消毒工作并做好记录,并定期进行医院感染相关的常规微生物、传染病等的检测、报告工作。
2.院感管理小组职责。
(1)在科主任的领导下,负责检验科院内感染管理的各项工作,并且根据检验科院内感染的特点,制订管理制度并组织实施。
(2)向检验科人员宣传院内感染和监测知识、有关感染管理规章制度;组织检验科学习的预防、控制院内感染知识;积极配合感染管理专职人员工作,反馈和上报有关信息。
(3)配合医院感染管理办公室(简称院感办)对各科室的空气、物体表面、手卫生、器械消毒液等进行院感监测,对检验科医院感染工作进行督查,并对存在的问题进行分析,制订整改措施。
(4)督促检验科人员执行无菌操作技术、消毒隔离制度和手卫生管理制度。
(5)掌握自我防护知识,正确进行各项技术操作,预防锐器伤。
(6)严格执行医院医疗废物分类收集制度,减少污染及损伤。
(7)负责做好检验科职业暴露检测及上报工作。

二十四　检验科采血室职责

（一）目的

为规范检验科采血工作，特制订本制度。

（二）适用范围

1.本制度适用于全国医疗机构检验科和第三方检验机构。

2.本制度仅供参考。

（三）具体内容

1.热爱本职工作，遵守医务人员服务守则与工作原则。

2.热情对待患者，与服务对象进行采血前沟通，建立良好的关系，关心他人。

3.采血时，严格执行无菌操作，穿工作服，戴工作帽、口罩、手套；采血后，用速干手消毒液消毒双手。

4.采血规定用一次性符合无菌标准的注射器或一次性采血针及真空采血管，做到一人一针、一管、一巾、一止血带。

5.严格执行实验室生物安全通用规则，工作人员要熟悉生物安全操作知识和消毒技术。

6.不得在检验科内喝饮料、抽烟、吃食物和化妆等，不得在检验科会客。

7.工作结束后，要对工作台面进行消毒，操作时有标本、试剂外溅时，应及时消毒；平时要保持环境整洁。

8.严格按照《医疗卫生机构医疗废物管理办法》处理医用垃圾。

9.做好相应的登记工作。

第三章
眼科检验科日常管理制度

一　检验科工作制度

（一）目的

为规范科室管理，减少、防止差错事故的发生，保证工作顺利进行，特制订本制度。

（二）适用范围

1. 本制度适用于全国医疗机构检验科和第三方检验机构。
2. 本制度仅供参考。

（三）具体内容

1. 实行科主任或专业小组组长负责制，健全科室管理系统，加强医德教育，提高检验质量和服务质量，积极开展检验继续教育，提高全员素质，坚持社会效益和经济效益同步发展，密切联系临床科室，听取临床意见，改进检验工作。全体工作人员必须履行各级检验人员的工作职责，以工作为重，服从工作安排，保质保量完成工作任务，努力学习新知识，积极参加学术活动，不断学习新技术、开展新项目。

2. 加强质量管理和技术管理，执行《全国临床检验操作规程》，把检验质量放在工作首位，普及质量管理和质量控制理论知识，使每个检验人员自觉遵守。同时，按照上级卫生健康行政部门的规定和临床检验中心的要求，全面加强技术质量管理。

3. 建立质控体系，树立全面质量管理意识，坚持每日室内质控，有标本必须先做室内质控，发现失控要及时查找失控原因并纠正失控，直至室内质量在控才能发报告，未纠正前停发检验报告；积极参加卫健委临检中心、省临检中心的室间质评，保证检验结果的准确可靠；建立和健全科室和各组二级技术和质量管理组织，配置兼职人员负责技术和质量管理工作，管理内容包括目标、计划、指标、方法、措施、检查、总结、效果评价及反馈信息，并定期向上一级报告。

4. 严格遵守劳动纪律，坚守工作岗位，不迟到，不早退，不旷工，严格执行规章制度，及时做好各项检验结果记录，尽职尽责，自觉抵制不正之风。

5.严格执行查对制度，及时处理收到的标本，不能及时检验的，应按要求妥善保存，不符合要求的标本应及时退回或重新采集并做好拒收登记。

6.建立岗位责任制，明确各类人员职责，严格遵守规章制度，执行各项操作规程，严防差错事故发生，及时掌握业务动态，统一调度人员、设备，建立正常的工作秩序以保证检验工作正常运转。

7.建立健全报告制度，遇到重大技术问题或其他方面的疑难问题，要落实医院逐级负责制，层层上报；做好检验结果的登记和报告审查工作，及时发出检验报告单，经常与临床科室联系，异常结果或对临床诊疗有较大意义时，应及时电话通知临床科室，主动参加临床病例讨论会。

8.严格执行仪器校正、使用、保养制度。使用者必须仔细阅读说明书。若精密、贵重仪器出现故障，及时通知维修部门，不得擅自拆卸修理，加强仪器、试剂的管理，建立大型仪器档案，新购仪器或维修后仪器经校正合格，方可用于检测标本。

9.严格执行传染病原微生物检测管理制度，检出传染病原微生物阳性时应做好记录，并按有关规定及时报告，做好消毒、灭菌工作，防止医院感染。

10.严格执行不良事件上报制度，发现差错、纠纷、医疗事故应做好记录并及时上报。

11.严格执行清洁卫生及安全保障制度，检验科内应保持整洁、安静，工作前后均要进行整理，保持检验科环境整洁，检验人员在工作时间必须穿工作服，戴工作帽，佩戴胸卡，在无菌操作时须戴口罩，检验科内设有消防设备(灭火器)并有演练。

12.建立标本管理制度，对不符合检验要求的标本，不得接收，并说明原因和采集要求，建议重新采集，已检标本按规定保存。

13.建立报告审核制度，新入职的检验人员须考取检验证并经检验科主任或本专业小组组长考核合格后，才具有签发报告权，对不能独立工作的初级检验人员和进修、人员实习人员所写的报告，应由带教老师共同签发。

14.制订技术发展计划与工作计划，并组织实施、检查。

15.健全登记统计制度，对各项工作的数量和质量进行登记和统计，填写完整、准确，妥善保管，归档存放5年，为实现现代化管理和经济核算提供信息资料。

16.建立监督检查制度，重视信息反馈，切实抓好制度的执行和完善。

17.根据实际情况，建立业务学习制度和政治学习制度。

18.各项制度应当以体系文件形式体现，编制科室的质量体系文件和生物安全体系文件，并安排专门的文档管理人员进行管理，各制度的制订、修订、废止、借出，要有相应记录，以便溯源。

二　检验科信息反馈满意度调查制度

(一)目的

为加大服务质量的监管力度，认真听取来自患者、临床科室医护部门和其他方面的意见和建议，不断提高科室服务意识和质量意识，特制订本制度。

（二）适用范围

1. 本制度适用于全国医疗机构检验科和第三方检验机构。
2. 本制度仅供参考。

（三）具体内容

1. 检验科要定期向临床各科室发送检验科信息反馈单，同时备有信息反馈登记本。可由质量管理小组编制满意度调查表，调查表至少应包括工作人员的服务态度、医德医风表现、检验就诊环境、检验科医学检验结果与临床情况的符合度、检验医疗咨询情况、检验报告单的书写是否正确规范、检验报告单发放是否及时、检验报告单是否丢失、不满意的人和事、满意的人和事、对科室的建议等。

2. 检验科主任授权质量管理小组负责人负责患者和临床医护部门满意度的调查、处理和管理，负责定期收回由临床医生填写好的信息反馈单，逐项审阅，登记处理。遇重要问题，要及时与临床科室联系、商议。

3. 为改进检验科医学检验工作和提高服务质量，要有效地处理来自患者、临床科室医护部门和其他方面的申诉，要耐心听取患者及家属的意见，做到热心、耐心，并做好患者意见的登记、处理。

4. 全科人员要重视信息反馈工作，做好满意度调查和申诉处理工作，虚心听取临床医生、患者的意见与要求，重要意见及时登记，认真改进。

5. 对临床科室因疾病诊治提出的特殊检验要求，应结合实际，尽力配合。

6. 建立并不断完善电脑信息网络。

7. 建立检验差错事故及检验信息意见登记制度、分发检验科信息反馈卡，有反馈意见或差错事故应及时登记。

8. 检验科主任/负责人及全科人员应冷静对待患者和家属的意见和临床科室的反馈信息，分析情况，做出妥善处理，必要时，应进行复查纠正。

三　检验科投诉处理制度

（一）目的

质量和服务是检验科工作的核心，患者或临床医生、其他单位或个人对检验科的检验结果和服务质量有异议时，可向检验科提出投诉。投诉可以通过口头、电话、意见簿等方式。检验科工作人员要正确对待来自临床医生和患者的投诉，根据来自不同方面的意见，不断地改进和增强质量和服务意识。

（二）适用范围

1. 本制度适用于全国医疗机构检验科和第三方检验机构。

2. 本制度仅供参考。

(三) 具体内容

1. 科主任/负责人是第一责任人，负责接待投诉者和处理投诉意见并做出最终决定。在检验科放置一本意见簿，每日下午下班前由科主任/负责人查看意见簿。

2. 每位检验科工作人员都必须认真接受患者和临床医生在服务和质量上的投诉，不得推诿。

3. 科室实行"首问、首接负责制"，任何投诉均须受理。

4. 接受患者投诉的处理程序：接待记录→查明原因→耐心解释→有错赔礼→是错必纠→必要时赔偿患者的经济损失→让投诉者满意。

5. 接受临床医生投诉的处理程序：接待记录→查明原因→及时改正→改进工作→避免同类错误。

6. 科室要根据实际情况召开会议，对投诉记录进行归纳和分析，找出问题所在，提出改进方案，为进一步做好质量和服务工作打下良好基础。

四　检验科窗口服务制度

(一) 目的

为规范检验科窗口服务工作，特制订本制度。

(二) 适用范围

1. 本制度适用于全国医疗机构检验科和第三方检验机构。
2. 本制度仅供参考。

(三) 具体内容

1. 当班工作人员每天提前五分钟到岗，工作人员挂牌上岗，衣帽端正，实行窗口责任制。

2. 工作人员要认真负责，做到态度和蔼、热情诚恳、礼貌待人，避免与患者发生争吵。应向患者讲明各种标本采集要求，并说明取检验报告单的时间。对危、重、年老等行动不便患者，应根据情况出窗口服务。

3. 上班时间不做与工作无关的事情，不看与业务无关的书籍，不能在工作电脑上打游戏和做私事。不吃零食，不擅离职守，不闲谈嬉闹，不聚众聊天，检验科内不得高声喧哗。

4. 严格执行查对制度和各种操作规程，查对患者姓名、性别、年龄、检验项目、有无收费及收费是否正确等。

5. 抽血窗口要严格执行无菌操作和消毒隔离制度，戴口罩、帽子，一人一针一管。

6. 要正确处理好医患关系，多用您好、请、对不起等文明用语，告别生、冷、硬、顶、撞态度。耐心地给患者做解释工作，注意对患者解释的语言艺术性，避免与患者发生争吵和纠纷。充分发扬社会主义的人道主义精神,全心全意为患者服务,努力营造"放心医院、放心科室",塑造医院、科室的良好形象。

7.若因态度不好而受到投诉,一经查实,按医院有关规定进行处罚。

五 检验科行为道德规范制度

(一)目的

重视自身的行为道德的建设,增强临床检验队伍的整体素质,进一步提高检验人员的地位和作用。

(二)适用范围

1.本制度适用于全国医疗机构检验科和第三方检验机构。

2.本制度仅供参考。

(三)具体内容

1.以患者为中心,对患者一视同仁、耐心细致、周到认真,尊重患者的隐私权,努力提高工作效率,缩短患者的等候时间。

2.遵纪守法,廉洁奉公,不以医谋私,注意维护知识产权,未经上级同意,不向外泄漏保密范围内的技术与资料。

3.严谨求实,一丝不苟,在检验科工作中严禁弄虚作假、编造数据与结果;严禁发假报告;不得向患者提供治疗建议。

4.严格遵守操作规程,保证检验质量。临床检验技术操作规程是规范各种检验技术操作方法步骤和程序的标准要求,也是保证检验质量的重要措施。严格遵守检验科工作制度,认真执行质量控制方案,对可疑结果重复核查,并与临床科室联系。不隐瞒工作中的问题和差错,以便及时纠正。

5.严守工作纪律,不迟到不早退,不擅离职守。

6.注重检验安全,防止交叉感染,注意对患者和自身的保护。

7.工作时穿着工作服,挂牌服务,仪表整洁,举止端庄,言行文明。

8.尊重同行,团结协作,互相帮助,共同提高。

9.按照医学伦理道德规范约束自己,充分发挥本专业的优势和特点,积极主动为临床各科室提供准确的诊断依据,全心全意为人民服务。

10.临床检验人员必须以临床检验理论道德来规范自身行为,开展临床检验的新技术、新方法和新项目,不断地造福患者,服务人民。

11.在具备高尚的职业道德和良好的自身专业素质的同时,牢固树立以服务患者为中心的思想意识,保持不断进取的精神,努力学习业务知识,提高工作规范化程度,为提供更好的临床服务、使医学检验工作上一个新的台阶而努力。

六　检验科劳动纪律制度

(一)目的

为加强内部管理,强化劳动纪律,进一步调动和发挥员工的工作积极性和主动性,各司其职,各负其责,有效地完成工作任务,不断提升质量管理水平,特制订本制度。

(二)适用范围

1.本制度适用于全国医疗机构检验科和第三方检验机构。
2.本制度仅供参考。

(三)具体内容

1.按时上下班,不迟到、早退,不擅离职守,积极参加科室组织的业务学习和政治学习,不得无故缺席。

2.检验工作人员挂牌上岗,衣帽端正,上班时间不做与工作无关的事情,不看与业务无关的书籍,不能在工作电脑上打游戏和做私事,不闲谈嬉闹,不聚众聊天,检验科内不得高声喧哗。

3.对待工作要认真负责,严于律己,发扬主人翁精神,对待患者要做到态度和蔼、热情诚恳、礼貌待人,耐心地给患者做解释工作,注意对患者解释的语言艺术性,避免与患者发生争吵和纠纷。

4.科室内实行岗位责任制。下级工作人员在工作中遇到困难和不能解决的业务问题时,应及时逐级上报,不能随便应付了事。凡不报告而造成差错的,责任由下级工作人员承担,经报告但上级工作人员不重视且不积极解决问题的,责任由该级人员承担。

5.不能私自换班,如因换班而发生差错事故,则以科室排班表为准处理相关人员,若确因特殊原因需要休息者须向科主任请假批准。

6.具备救死扶伤的崇高职责,凡遇抢救重危患者或其他工作需要,工作人员不论白天黑夜,不管是否在工作时间,均应服从科室统一调度,召之即来,对借故推诿而耽误工作者按违纪论处。

七　检验科与临床科室沟通制度

(一)目的

通过检验医/技师与临床医护人员的定期沟通,及时发现检验科工作中的缺陷,以便及时整改,不断提高检验科服务质量和检验质量,特制订本制度。

（二）适用范围

1. 本制度适用于全国医疗机构检验科和第三方检验机构。
2. 本制度仅供参考。

（三）具体内容

1. 重要性：长期以来，检验科只注重检验工作，忽视了与临床科室的沟通，很少参与临床科室的诊断和治疗，成为名副其实的"游离"于临床科室之外的辅助科室。由于脱离临床，大多数检验科工作者只识物（指标本）不识人（指患者和医生），重视操作过程而忽视检测结果与临床诊断的符合性，在检测周期上过多地强调检验工作的特殊性，而没有急患者、医生所急，没有尽可能缩短检测时间，为临床提供方便，造成重复检验和检验资料搁置，不仅浪费资源，给患者带来经济上的负担，还使得检验结果得不到有效利用，不能给患者的治疗带来有效的价值。

2. 职责：检验医生定期向临床征询如检验项目设置合理性等与检验相关的意见，随时接收临床有关新项目需求的建议，并进行答疑、咨询和反馈，定期评估、汇总。科主任负责处理疑难的、重大的或下属部门不能处理的建议和意见，并给予及时有效的反馈。

3. 检验医生及时了解和掌握国家相关法规、政策，明确医院的目标及发展计划，认真贯彻执行医院及检验科相关的制度。

4. 虚心征求临床医护人员对检验科工作的意见或建议，不断改进服务态度，提高检验质量，为临床提供及时、准确的检验报告。同时，通过相互沟通，也取得临床医护人员对检验科工作的支持和理解。

5. 参与临床查房和疑难、危重患者的会诊，对检验结果做出解释，并依据检验结果对临床诊断和治疗提出建议。

6. 根据临床信息，对检验项目的选择、检验申请、患者准备，以及样品的采集、运送、保存、处理、检测和结果给予指导、培训、答疑和咨询。

7. 掌握检验项目的临床意义及临床医生的需求，评价检验项目、合理组合，规划和开展新项目，并推动其临床应用。

8. 参与对涉及技术方面的检验工作不符合项严重性的评价、分析，进行复检并跟踪处理结果。

9. 全科技术人员接到临床、患者等方面的信息反馈后（书面或电话等），应及时记录内容，并向检验医生、检验科组长或科主任汇报。一般的反馈意见由各检验科自行处理，及时给对方满意答复。如属重大纠纷或差错，应立即向科室质量负责人、科主任汇报，由科主任负责处理。

10. 做好沟通及联系工作的登记。定期总结并分析共性问题，制订相应的改进措施，进行持续性改进、沟通或培训。

11. 每年举行检验科与临床科室的协调会议 1~2 次，共同提高检验工作质量和服务质量。

八　检验科新工作人员岗前培训制度

（一）目的

为加强和规范新上岗工作人员岗前培训工作，使新上岗工作人员更快适应检验科工作环境及岗位内容，特制订本制度。

（二）适用范围

1.本制度适用于全国医疗机构检验科和第三方检验机构。

2.本制度仅供参考。

（三）具体内容

1.新上岗工作人员均应进行岗前教育，内容包括熟悉医院和科室的相关工作制度、规章制度、各级人员职责。

2.遵守医德医风及医务人员职业道德规范，遵守劳动纪律和相关规章制度。

3.逐步掌握各专业组的检测项目和技术操作规程。

4.加强质控教育，使其充分认识检验工作质控的重要性。

5.前半年按熟悉工作原则分配到各专业组轮转，熟悉检验科的工作环境、工作流程、仪器试用、文件体系等相关事宜，使其具备独立工作能力。3个月试用期满后，由医务部和检验科组织理论考试和技术操作考试，考试合格后方可单独工作。

6.岗前培训考核存档保留5年以上。

九　检验科岗位定期培训及考核制度

（一）目的

通过对检验科各类专业人员和管理人员进行继续教育和培训，不断提高其质量意识、技术水平和业务能力，保证检验工作的质量，特制订本制度。

（二）适用范围

1.本制度适用于全国医疗机构检验科和第三方检验机构。

2.本制度仅供参考。

（三）具体内容

1.职责。

(1)检验科主任负责人力资源的配置及人员培训计划的批准。

(2)各部门按实际情况提出培训需求。

(3)检验质量管理小组负责人员上岗前的实际操作培训和考核。

(4)综合管理组负责编制全检验科人员培训计划,并组织实施。

(5)综合管理组负责建立和保存人员技术档案。

2.人员的配备。

(1)检验科主任根据工作职责和工作量配备足够的具备相应资质的人员。

(2)检验科主任由上级主管部门任命。技术负责人、质量负责人、质量管理体系内审员和质量监督员由检验科主任任命。各科室负责人由检验科主任任命。

3.人员能力的保证。

(1)检验科主任应能操作所有专门设备、从事检验及评价结果,且具备批准、签发检验报告的能力。

(2)所有检验人员必须持有个人资格证书后才能独立上岗,对从事特定岗位的工作人员,应按要求根据相应的教育、培训、经验和技能进行资格确认。

(3)检验科对影响检验结果质量的管理人员、检验人员规定任职资格条件。

4.特定岗位任职资格条件。

(1)检验科主任必须具备大专以上文化水平或中级以上专业技术职务,从事检验工作5年以上,具有对检验结果的准确性和可靠性进行评价的能力,熟知相关的法律法规、规范和标准,有高度的事业心、责任感,通业务,会管理,有较强的组织和协调能力。

(2)技术负责人应具备大学以上文化水平或检验技师以上专业技术职称,从事检验工作5年以上,具有高度的事业心、责任感和科学态度,熟悉检验工作管理程序,以及与检验相关的法律法规、规范和标准,精通检验业务,有处理重大技术问题、质量问题的能力,有领导、组织、协调各部门人员密切配合,保证检验工作正常进行的能力。

(3)质量负责人应具有大专以上文化水平或检验技师以上专业技术职称,从事检验工作5年以上,具有强烈的事业心、责任感和高度的质量意识,熟悉检验业务和质量管理,熟悉中国实验室国家认可委员会(CNAL)的认可准则和计量认证评审准则及相关技术文件要求,具有组织检验科质量管理体系有效运行和持续改进的管理能力。

(4)检验人员须具备中专(高中)以上文化水平,掌握检验专业基础理论和知识,熟悉相关的标准规范,具有一定的实际操作技能,能正确处理和判断检验结果,并经考核持有相应技术资格证。

(5)质量管理体系内审员须具备大专以上文化水平,熟悉检验科认可和计量认证标准及相关的法律法规,掌握检验科质量管理体系的运行过程,经专业培训和考核,取得质量管理体系内审员资格证书。

(6)质量监督员应具有大专以上学历,从事检验工作3年以上,对质量管理体系及检验各过程的工作较熟悉,能全面了解监督范围的工作内容、方法及技术,具备判断检验结果的准确性和可靠性的能力。

(7)报告解释人员必须具备大专以上文化水平或中级以上专业技术职务,从事检验工作5年以上,具有对检验结果的准确性和可靠性进行评价的能力,熟知相关的法律法规、规范和标准,有高度的事业心、责任感,通业务,会管理,有较强的组织和协调能力,熟知相应的理论以及实践背景,并且近期从事过相关检验工作。

(8)报告授权签字人：必须具备中专以上文化水平或士级以上专业技术职称，从事检验工作 3 个月以上，经考核合格，熟悉检验管理的流程，具有对检验结果的准确性和可靠性进行判断的能力。

5. 人员的培训。

(1)根据当前和预期业务发展的需要，结合自身特点和上级行政或技术主管部门的要求和技能目标，综合管理组每年制订人员培训计划，经检验科主任批准后，按计划执行。

(2)根据管理人员和检验人员岗位的不同，应有不同的专业知识和技能培训，此外还应包括：标准化知识，质量控制与管理知识，计量理论知识，误差理论与数据处理技术，数理统计技术，国家有关质量、认证认可、计量以及疾控行业的法律法规、管理条例等，上岗证考核知识、外语知识等。从事检验的人员还应进行检验科安全和防护知识的培训。

6. 人员的考核。

(1)综合管理组负责组织检验人员参加省、市检验科组织的检验人员认证考核和检验科间比对验证，以及个人专业水平测试考核和操作熟练性考核。

(2)新上岗人员或轮岗人员，需进行上岗考核(包括基本理论、基本操作技能和实际样品分析的考核)，取得上岗证后，方能独立从事检验工作。

(3)科主任负责全科工作的监督，技术负责人负责对检验科技术工作的监督，质量负责人负责对检验科质量管理体系管理工作的监督，各科室负责人和质量监督员负责对各组的日常工作、技术和质量活动的监督。

7. 检验人员技术培训档案。

(1)综合管理组建立和保存检验人员技术培训计划及检查考核情况记录。

(2)建立和保存现有技术人员的技术档案，主要包括技术人员的资格证书，培训结业证书，学历、学位证书及论文、学术文章、科技成果等。

十　检验科消防安全管理制度

(一)目的

为确保检验科的消防安全，应对可能发生的重大火灾安全事故，根据《中华人民共和国安全生产法》《中华人民共和国消防法》以及医院有关做好重大安全事故应急救援的要求，结合实际情况，特制订本制度。

(二)适用范围

(1)本制度适用于全国医疗机构检验科和第三方检验机构。

(2)本制度仅供参考。

(三)具体内容

1. 检验科消防安全管理小组组成，由检验科消防安全责任人和生化室、免疫室、临检室、微生物室各组消防安全员组成。

2. 检验科消防安全管理小组职责。

(1)检验科消防安全管理小组消防安全责任人职责。

①全面负责检验科的消防安全,做好消防安全相关管理制度的制订、执行、考核和落实。

②严格执行国家有关消防安全工作的法规,遵守医院的各项规章制度,做好检验科工作人员防火、消防培训工作。

③定期检查各部门防火安全制度的落实,对要害部位、重点部位、机要部位采取一定措施,加强检查。

④制订和负责检验科工作人员的防火措施和安全教育。

⑤制订消防安全应急疏散预案,定期组织消防演练并存档,并保存5年以上。

(2)检验科消防安全管理小组消防安全员职责。

①严格执行动用明火的管理制度,加强危险物品管理,懂得危险品的使用方法。

②定期检查各部门防火安全情况。如发现消防隐患,应及时以书面形式与检验科消防安全负责人商量整改措施,及时采取防范措施。

③对消防物品、器材进行定期检查、维修保养,调换失效的器材,保持良好战备状态,建立健全的消防安全管理档案并记录。

④发生火灾时,应及时报警并迅速采取扑救措施,减少损失。

⑤督查各组对消防设备、器材的检查,做好消防设备定位、定点和清洁保养工作。

⑥做好医院和科室组织的消防安全知识的培训工作。

3. 制度要求。

(1)实行逐级防火责任制,做到层层有专人负责。

(2)检验科要张贴各种消防标志,配备完备的消防器材与设施,做到有能力迅速扑灭初起火灾和有效地进行人员财产的疏散转移。

(3)设立和健全各项消防安全制度,包括巡逻、逐级防火检查,用火、用电安全管理,消防器材维护保养,以及火灾事故报告、调查、处理等制度。

(4)进行消防知识的普及,进行专门的消防训练和考核,做到经常化、制度化。所有员工要做到"三会":会使用灭火器材灭火;会打电话报火警;会组织人员疏散。

(5)检验科所有区域全部禁止吸烟、动用明火,消防安全重点部位须设置明显的禁止烟火标志。

(6)检验科消防器材、消防栓必须按消防管理部门指定的明显位置放置。

(7)禁止私接电源插座、乱拉临时电线、私自拆修开关和更换灯管、灯泡、保险丝等;如需要,必须由工程人员、电工进行操作。

(8)对于非24小时值守的部门和房间,要进行电源关闭检查,保证各种电器不带电过夜,各种该关闭的开关处于关闭状态。

(9)各种电器设备、专用设备的运行和操作,必须按规定进行操作。

(10)库房内货架物品存放要与照明灯、整流器、射灯、装饰灯、火警报警器、消防喷淋头、监视头保持一定距离(消防规定垂直距离不少于50 cm)。

(11)使用易燃易爆物品、药品时,只能适量存放,便于通风,发现泄漏、挥发或溢出的现象，要立即采取措施。

（12）检验科库房的消防必须符合要求，包括照明、喷淋系统、消防器材的通风、通道等的设置。

十一 检验科内务管理制度

（一）目的

检验科室是进行分析检测的工作场所，物品摆放应科学、合理，保证检验科清洁、卫生、安全、文明地开展检验活动，确保检验数据的有效和准确。

（二）适用范围

1. 本制度适用于全国医疗机构检验科和第三方检验机构。

2. 本制度仅供参考。

（三）具体内容

1. 检验科日常内务管理。

（1）检验科工作人员根据所承担的工作任务或划分的区域，负责其相应的检验科内务管理工作。

（2）遵守检验科各项制度，进入检验科前必须按规定穿戴工作服或安全防护服，保持检验科整洁，在检验科内工作时应严肃认真，不得喧哗嬉闹，注意桌（台）面和仪器的整洁，室内严禁吸烟、进食和存放与实验无关的物品，保持水槽干净，废酸和废碱应小心倒入废液缸内。

（3）各专业检验科根据工作的需要配备必要的实验设施及设备，保证工作区域的能源、照明、通风、取暖能满足工作需要，对有特殊要求的工作区域，按有关要求配置设施；检验仪器设备的使用环境应满足说明书的要求，对有温度、湿度、抗电磁干扰要求的仪器，应配备空调、安装温湿度计，避开干扰源，并采取抗干扰措施。

（4）检验科内各种仪器设备应按要求放置在固定的场所；使用各种仪器设备必须严格遵守安全使用规则和操作规程，认真填写使用登记表，发现问题及时报告。

（5）检验科须装设各种必备的安全设施（通风橱、试剂柜、消防灭火器材等）；对消防灭火器材应做到定期检查，不任意挪用，保证随时可取用；检验科发生意外安全事故时，应迅速切断电源或气源、火源，立即采取有效措施及时处理，并上报有关领导。

（6）节约水电，离开检验科时要洗手并关好门窗、水阀、电源及其他开关。

2.检验科仪器设备使用管理。

（1）精密仪器及贵重器皿须有专人保管，登记造册，建卡立档。

（2）精密仪器的安装、调试和保养维修，均应严格遵守仪器说明书的要求进行，上机人员应经考核，合格后方可上机操作。

（3）精密仪器室要求保持恒温、恒湿、无振动、无灰尘、无腐蚀性气体。

（4）使用仪器前，要先检查仪器是否正常，仪器发生故障时，要查清原因，排除故障后方可继续使用，绝不允许仪器带病运行。

（5）仪器用毕后，要放加指定位置，做好清洁工作，盖好防尘罩。

（6）对检验科内的仪器设备，要妥善保管，经常检查，及时维修保养，使之随时处于完好状态。

3.检验科内化学试剂使用管理。

（1）检验科内使用的化学试剂应有专人保管，分类存放（如酸、碱试剂必须分开制度），并定期检查使用及保管情况。

（2）剧毒、易燃、易爆物品的管理和使用遵照《剧毒、易燃、易爆危险品管理规定》执行。

（3）取用化学试剂的器皿应洗涤干净，分开使用。倒出的化学试剂不准倒回，以免玷污。

（4）挥发性强的试剂必须在通风橱内取用。使用挥发性强的有机溶剂时要注意避免明火，绝不可用明火加热。

（5）纯度不符合要求的试剂，必须经提纯后使用。

（6）任何人不得将分析检测器材作为生活用品使用。

（7）外单位人员未经允许不能擅自进入检验科内，参观人员应先与有关管理部门取得联系，经批准后方可参观。

（8）职能部门负责定期和不定期检查。

十二　检验科卫生保洁制度

（一）目的

保持科室卫生整洁，营造良好的工作环境。

（二）适用范围

1.本制度适用于全国医疗机构检验科和第三方检验机构。

2.本制度仅供参考。

（三）具体内容

1.严格按照环保、防疫部门及医院感染条例的要求，对检验科室内环境卫生责任区明确分工，严格检查。

2.各检验科物品器具摆放应整洁有序，工作完毕后须对相应设施和环境进行清洁消毒，检验科实验室设施如有损坏影响使用或有碍整洁，应及时报告。

3.卫生清洁人员在打扫卫生时，不得任意拔出任何医疗器械和办公用的电源插头，检验仪器外部由使用人员负责清洁，仪器内部由维修工程师负责清洁。

4.各种清洁剂、消毒剂由检验科各专业小组检验科妥善保管，各级人员都应按规定的要求使用，不同类型的清洁剂或消毒剂不得混合使用。

5.每天各专业检验科应更换垃圾袋，储放于指定地点，垃圾桶周围应保持干净，所有垃圾均应按照医院垃圾处理方法规定集中处理。

6.卫生清洁人员工作时应穿工作服、戴手套，运送垃圾时垃圾袋要密闭，中途不得离开，不能让污染物处于无人照管的状况。

7.科室对新上岗的卫生清洁人员应进行上岗前的业务培训，使他们了解环境卫生工作的重要性，树立消毒、灭菌观念，明确工作职责，了解各种清洁剂和消毒剂的性能及使用，掌握消毒、灭菌技能，具有安全操作常识，了解处理各种垃圾的要求。

十三 检验科计算机管理制度

(一)目的

计算机及其辅助设备是现代化办公的工具，加强对计算机的管理，一方面，有利于发挥计算机设备的作用，有利于设备的维护和使用寿命的延长，防止各种意外事故发生；另一方面，有利于各专业检验科结合本职工作，充分利用计算机优势提高工作效率，加快检验科管理现代化和办公自动化进程。

(二)适用范围

1.本制度适用于全国医疗机构检验科和第三方检验机构。
2.本制度仅供参考。

(三)具体内容

1.总则。

各专业小组检验科购置和使用的计算机及辅助设备均属检验科的固定资产，统一由科室计算机管理负责人负责管理，各专业小组检验科负责保管使用。计算机设备投入使用前，应由计算机管理负责人建立计算机设备档案后，方可使用。

2.设备管理。

(1)计算机及其辅助设备(硬件设备)由科室协调管理。

(2)计算机及其辅助设备由医品部负责登记建卡、清点。

(3)计算机的配件、易耗件、磁盘及有关资料的购买，由科主任提高申请、由医院进行购置，各专业小组按实际需要领用，并填写领用记录。

(4)计算机及其辅助设备未经科室计算机管理负责人同意，不得拆装、移动；若设备出现故障需检修时，应报告科主任或计算机管理负责人，需外单位修理时，由科室计算机管理负责人提交申请、由信息中心办理。

（5）外科室借用计算机和辅助设备，必须经检验科主任同意。归还时，由计算机和辅助设备所在专业小组和计算机管理负责人负责检查、核对。

（6）外来人员未经同意不得操作计算机，以免发生病毒感染和数据泄密。

（7）各专业小组检验科应加强对计算机的管理，工作时间不得在计算机上进行与工作无关（如玩游戏、下棋、打扑克、上网聊天等）的操作。

3. 软件与数据管理。

（1）软件与数据由计算机管理负责人负责管理。

（2）操作者严禁随意删改机内系统文件，树立牢固的安全意识，谨防电脑病毒侵入，如发现病毒应立即报告计算机管理负责人，以便妥善处理。

（3）检验科购置和上级下发的软件，不准擅自复制外传，若需复制外传，须经检验科主任同意批准。

（4）各专业小组检验科的数据磁盘和程序磁盘，由各专业小组检验科保存，未经同意，不得调用；存贮有数据的磁盘及报表，属内部资料，未经科主任批准，严禁将数据复制外传；计算机管理负责人应监督全科磁盘数据管理工作。

（5）通过计算机输入的文件要建立双备份制度，对重要资料，除在电脑硬盘贮存外，还应刻录在光盘上，以防突然断电或遭病毒破坏而遗失，各专业小组检验科应定期（通常半年）把数据磁盘送至计算机管理负责人处存档。

十四　检验科报告管理制度

（一）目的

加强检验科报告管理，保证报告的完整、正确、规范、准确、及时，特制订本制度。

（二）适用范围

1. 本制度适用于全国医疗机构检验科和第三方检验机构。
2. 本制度仅供参考。

（三）具体内容

1. 检验人员每日检查仪器状态和工作条件，一切正常方可运作。
2. 检验人员做好室内质控并做好记录，质控合格才能检测当日标本。
3. 医生开的检验单要字迹清楚，目的明确，急诊检验单要注明"急"字。
4. 收标本时，要严格执行查对制度，标本管上的姓名、年龄、科别、床号、住院号要和检验单上一致。
5. 认真检查标本情况，标本不合格（如量或多或少、溶血、脂血、被稀释等）要重新采集。

6. 认真核对检验结果。急诊检验标本应在规定时间内做完及时报告，对非急诊的检验标本，如发现结果异常也要及时报告临床医生。

7. 建立检验科复核制度，检验报告须经复核后方可发出。

8. 检验结果与临床不符或可疑时，要主动和临床联系，重新检查。

9. 检验结果要做好登记，妥善保存，及时发出报告。

10. 对不能及时检验的标本，要妥善保管。

11. 定期检查试剂和校对仪器的灵敏度，定期抽查检验质量，建立室内质量控制制度，参加室内质控，保证检验质量。

十五　检验报告单双签名制度

（一）目的

为保证检验质量，减少漏误诊，让患者得到准确无误的检测结果，检验科严格执行检验报告双签名制度，力争为广大患者提供优质高效的服务，对报告全过程进行质量控制，确保提供准确、合法有效的检验报告单。

（二）适用范围

1. 本制度适用于全国医疗机构检验科和第三方检验机构。

2. 本制度仅供参考。

（三）具体内容

1. 检验报告单发出前，除主要操作人员审查数据结果外，还应有另一有资格的检验人员审核，急诊或单独一人值班时除外。基本的审核内容有：患者的基本信息是否完善且无误；临床医生所申请的检验项目是否已全部检验、无漏项；检验结果是否填写清楚、正确；有无异常的、难以解释的结果，并决定是否需要复查。

2. 特殊项目的检验报告单及一些关系重大的检验报告（如抗 HIV 抗体待确定的报告单等）须由操作人员和专业小组负责人复查无误后方可发出，且报告模式应符合相关规定，报告审核后及时通知病房及相关管理部门。

3. 检验报告审核人员必须是经验丰富、技术水平和业务能力较强的人员，一般要求副高级职称以上的工作人员作为报告审核人员，若专业组中人员职称不满足条件，则由职称最高的人员担任审核人员。

4. 如工作特殊只有一个人值班时，操作人员应对结果及报告信息仔细审查，确保检验报告准确无误。

5. 审核人员负责督促和完成异常结果、危重患者和疑难患者等的检验结果的复核，将检验结果与以前的检验结果进行比较，观察当前检测的结果及其变化是否符合规律，可否解释，必要时可与临床医生取得联系。如遇难题，应经过讨论解决后再输入报告，如检测结果可疑，应复查后再发放报告，不可草率发出正式报告。

6. 进修人员、实习人员和无临床检验资格证的人员无签字权，也不能代替有资格的带教老师签字。

7. 签字要清晰可辨，不得涂改，不可代签。

8. 各专业小组组长每日对该组所发报告进行抽查，检验科主任应定期对各个专业小组报告进行抽查，并做好《检验报告监督检查记录》，发现问题及时纠正。

十六 检验报告单书写发放制度

（一）目的

检验报告单是疾病诊断及治疗的重要参考依据，也是患者知情权的一种体现，因此，对检验单内容、格式、报告及发放有必要做详细的规定，指导检验人员正确书写检验报告，为患者提供完整、正确、规范、及时的检验报告单。

（二）适用范围

1. 本制度适用于全国医疗机构检验科和第三方检验机构。
2. 本制度仅供参考。

（三）职责

1. 审核人员/检验人员对检验报告的正确性、及时性及规范性负责。
2. 科主任对检验报告单发放流程及监督负责。
3. 计算机中心对检验报告单信息网络传递的安全性、及时性、准确性负责。

（四）具体内容

1. 临床医生（具有执业医生的资格）申请检验项目（电子申请或检验单申请）时必须规范填写（包括患者姓名、性别、年龄、住院号、床号、临床诊断、科别、标本种类、送检日期、送检医生），对申请内容含糊不清或缺项的，检验科人员应退回修改，并在标本拒收记录本上登记。

2. 检验报告单内容应包括检验项目中文名称、报告单位、标本类型、参考范围、异常值提示、唯一编码、标本采集和接收日期时间、报告日期时间、备注、检验人员和审核人员的双签名。检验报告单书写必须规范，严禁涂改。

3. 检验报告单一经审核，就通过信息网络自动传送到门诊服务台和病区，病区的检验报告单统一由在下午专人送到病房各科室，并由病房护士核实接收。在检验报告单发放过程中，要注意保护好患者的隐私，不得随意泄漏患者检验结果，病区办公室只限于医务人员使用电脑（或病历）查看患者检验报告，门诊须凭患者的缴费条或条码号取检验报告单。门诊服务台工作人员负责检验报告单的发放和咨询。

4. 发送检验报告单时严格执行查对制度，避免检验报告单的丢失、遗漏。检验报告单如有丢失，检验科负责查找记录并补发检验报告单。

5. 检验报告单应严格执行生物安全相关规定，被污染的检验报告单必须经消毒后再发放。

6. 检验报告单发放时间的规定：急诊优先原则，具体参照《检验报告公开承诺公示》。

7. 临床医生和护士收到检验报告单应妥善保管，应整齐粘贴在病历上，严禁在检验报告单上任意涂改、画线做记号或列公式等不规范的行为。

十七　检验报告单审核发放制度

(一)目的

严格健全检验报告单审核发放制度，规范检验科工作人员报告单发放流程，为患者提供正确、规范的检验报告单，特制定本制度。

(二)适用范围

1. 本制度适用于全国医疗机构检验科和第三方检验机构。

2. 本制度仅供参考。

(三)具体内容

1. 检验完毕，应认真核对所检标本、检验结果与患者姓名是否一致，无误后方可填写检验报告单，并做好记录工作。

2. 检验报告单书写应字迹清晰、无错别字、内容准确规范，不得涂改，签名要能辨认。

3. 进修人员、实习人员无签字权，也不得代替带教老师签发检验报告单。

4. 各工作室的检验报告单每日应由组长(组长不在时，由在班被授权签字人员代替)进行审核，发现问题，及时纠正；检验结果可疑时，应进行复检，不得草率发出。

5. 审核过的检验报告单，应由专人负责送往各临床科室。

6. 质量管理小组定期抽查检验报告单，并进行讲评。

十八　检验报告单书写规范制度

(一)目的

为规范检验报告单的书写质量，特制订本制度。

(二)适用范围

1. 本制度适用于全国医疗机构检验科和第三方检验机构。

2. 本制度仅供参考。

(三)具体内容

1. 各种检验报告单必须包含检验项目的名称，受检人的姓名、性别、年龄、病室、床号、住院号及样本编号。

2. 报告项目应与送检或申请检查项目一致。

3. 检验报告单要填写具体的量化或定性数据,同时应有参考区间及异常提示。

4. 检验报告单除有检验人员签名外,应有审核人员签名。

5. 各种检验报告单字迹要清楚,字句通顺,书写无涂改。报告单原则上不使用"建议进一步做某检查之类的语句"。

6. 所有检验资料和报告结果应有存档,并妥善保存。

7. 进修人员、实习人员、低职称检验师不能出报告,其签署报告结果必须有上级检验师复核签字。

8. 凡计算机打印的各种检验报告单,必须有检验人员和审核人员双签字。

9. 如果检验报告单不规范书写引起的医疗纠纷由报告人承担相应的责任。

十九 检验报告格式书写制度

(一)目的

为了保障检验结果的质量,为临床提供及时准确的检验结果,依据《医疗机构临床实验室管理办法》《全国临床检验操作规程》,特制订本制度。

(二)适用范围

1. 本制度适用于全国医疗机构检验科和第三方检验机构。

2. 本制度仅供参考。

(三)具体内容

1. 检验报告单的题头统一为医院检验报告单。

2. 检验报告单的患者信息应包括:姓名、性别、年龄、科别、住院号(门诊号)、床号等。

3. 标本信息包括标本唯一编号、标本类型、标本采集时间及送检时间。

4. 检验结果包括检测项目名称、检验结果、结果单位、结果参考范围。检测项目名称为中文或中英文缩写对照,项目名称符合《全国临床检验操作规程》;定性结果为中文形式的"阴性""阳性"或"弱阳性"和符号"(-)""(+)"或"(±)"共同报告;检验报告单的单位为国际单位;超出参考范围的检验结果有"↑""↓"标示。

5. 检验人员信息应包括:检验人员和审核人员,检验人员及审核人员应取得相应授权,审核人员的签名可为电子签名。除急诊值班外,检验人员与审核人员不能为同一人。

6. 检验单应包括申请医生姓名和申请日期。

7. 检验报告单的临床提示包括标本状态(是否合格,如不合格,应注明不合格原因)、检验项目、报告时间及备注。

二十　检验项目报告时限规定

（一）目的

为了提供及时准确的检验结果，进而提供临床所需的诊断和治疗信息，依据《医疗机构临床实验室管理办法》，特制定本制度。

（二）适用范围

1. 本制度适用于全国医疗机构检验科和第三方检验机构。
2. 本制度仅供参考。

（三）具体内容

1. 急诊检验项目30分钟内发出检验报告，包括血液室、体液室、门诊室等专业小组的急诊检验项目，如需复检血细胞染色计数和形态，1小时内发出检验报告。
2. 急诊检验项目2小时内发出检验报告，包括凝血功能、生化和免疫等急诊检验项目。
3. 常规检验项目6小时内发出检验报告，包括生化室、免疫室、血液室、体液室等专业小组的常规检验项目。
4. 细菌培养项目根据标本种类、菌种生长情况而定，控制在7天之内。一般实行三级报告制度：第一级，接到标本先革兰氏染色，看是否查到细菌；第二级，血培养随时可能报警，报警后将标本转种，同时革兰氏染色，电话通知临床细菌为革兰阳性或阴性；第三级，对转种后的标本做药敏试验，将结果通知临床，发放最终报告。

二十一　检验科试剂与校准品管理制度

（一）目的

规范试剂和校准品的采购、储存和使用，以保证检验结果的量值准确和可溯源性，从而保证检验结果准确合法。

（二）适用范围

1. 本制度适用于全国医疗机构检验科和第三方检验机构。
2. 本制度仅供参考。

（三）具体内容

1. 试剂与校准品采购与储存的管理。
（1）检验科试剂严格按照国家有关药品采购政策规定采购，指定专人做好试剂的登记入库、出库、清点盘存、保管、报废等工作，做到账册实物相符。

（2）指定专人每月按时清点试剂库存，填写试剂和校准品购入登记表，科主任审查签字，然后交医品部统一采购。

（3）各专业小组组长要按实际用量，以保证检验质量和节约开支为原则，有计划地请购试剂，以免造成试剂的浪费。

（4）试剂进货要做到来源渠道正规、货物优质，且有批准文号、生产日期及供货单位加盖红印的《经营许可证》《生产许可证》《注册证》复印件和法人委托书及业务员的身份证明。以上资料统一由医品部专人登记保管。

（5）验收试剂时，须核对规格、批号、数量，批准文号。发现试剂盒破损、试剂溢出及过期试剂一律给予退回。验收人须在出库单、入库单上签字，并在试剂管理系统中详细登记、审核，然后将发票交医品部复审。

（6）更换试剂品牌应向科主任说明理由，由科主任上报院领导和医品部，按规定程序经招标、论证后择优选用。

（7）自配试剂必须经过质量检测或比对后方可使用。试剂标签清楚、整齐，标签上要写明试剂名称、浓度、配制日期、配制人、有效期等，特殊保存要注明。

（8）试剂必须与化学药品分开存放，存放试剂的冰箱内严禁存放个人物品，并每天检查冰箱温度、做好记录。剧毒、易燃、易爆品要按要求保管并由专人负责，强酸、强碱试剂要单独保存，具体参照《危险化学品安全管理条例》。

（9）各检验科开展新项目须与科主任联系，核算试剂成本，选择优质试剂品牌。

（10）各检验科组长领用试剂时须在网上申报，审核并签名。试剂外借一律须经科主任同意并履行手续（借条）后方可执行。

2.试剂与校准品使用的管理。

（1）使用检验试剂与校准品的人员必须具备临床检验工作资格，非检验人员不得擅自使用。

（2）使用检验试剂与校准品，必须在试剂管理系统中如实填写试剂与校准品领用申请，以备清点检查库存情况。

（3）从事检验工作的人员要掌握实验操作基本知识，认真阅读试剂与校准品使用说明书的相关要求，服从检验科管理人员的安排和指导。

（4）使用试剂与校准品过程中，必须严格按实验操作规程操作，严格执行《试剂管理制度》《检验科生物安全管理规范》。

（5）实验结束后，应对试剂与校准品的名称、使用量与剩余量等进行核对，确认无误后，放入指定冰箱或指定位置储存。

（6）各专业小组组长负责清点试剂与校准品，库存不足的及时申请补充，过期失效的及时清理，要求每日清点，坚决杜绝过期现象。

二十二　剧毒、易燃、易爆危险品管理制度

(一)目的

为规范危险化学品储存管理，消除安全隐患，防止事故发生，保护员工生命和财产安全，根据国务院《危险化学品安全管理条例》，特制订本制度。

(二)适用范围

1. 本制度适用于全国医疗机构检验科和第三方检验机构。
2. 本制度仅供参考。

(三)定义

危险化学品是指具有爆炸、燃烧、毒害、腐蚀、助燃等性质的，对人体、设施、环境具有危害的剧毒化学品和其他化学品。

(四)具体内容

1. 剧毒、易燃、易爆物品必须应用专用储存柜。专人保管；禁止烟火和暴晒；存放室内须配备各类必备设施(如消防灭火器材、排气扇等)，并保证随时可使用。
2. 化学危险品由专人管理，严格领用制度，出库时，应严格履行发放手续，保证数量准确，质量合格，应双人当面点清并填写记录(双签名)。出库后，由领用人负责。
3. 存放易燃、易爆品的仓库和正在使用易燃、易爆品的检验科，严禁动用明火和带入火种。
4. 经常检查储存库，库内应无异臭和烟雾，物品包装完整，发现异常及时处理。
5. 对变质、过期报废的易燃、易爆物品，要科主任签字后，统一处理。
6. 试剂必须轻拿轻放，严禁摔、滚、翻、掷、抛、拖曳、摩擦或撞击，以防引起爆炸或燃烧。
7. 易燃、易爆物品的储存应按性质分类存放，并设置明显的标志。
8. 易燃、易爆物品一览表(表3-10)。

表3-1　易燃、易爆物品一览表

序号	品名	别名	危险性
1	乙醇[95%]	酒精	易燃液体
2	乙醇[75%]	酒精	易燃液体
3	甲醇	木酒精	易燃气体
4	苯酚	石碳酸	易燃液体
5	打火机	—	易燃、易爆品
6	乙炔气	乙炔气	易燃、易爆气体
7	过氧化氢[含量8%~20%]	双氧水	氧化剂

注：摘自《危险货物品名表》(GB 12268)、《化学危险品名录》(2015年版)。

二十三 检验科不合格标本拒检制度

(一)目的

患者标本的正确采集是保证检验质量的前提,也是开展全面质量管理的重要环节,标本的合格与否直接关系到检验的质量,保证所收集的标本符合实验要求,保证标本的保存质量,从而保证检验结果的准确可靠,特制订不合格标本的拒检制度。

(二)适用范围

1. 本制度适用于全国医疗机构检验科和第三方检验机构。

2. 本制度仅供参考。

(三)职责

检验人员必须严格遵守操作规程,保证检验结果的准确可靠。

(四)具体内容

1. 符合拒检的不合格标本范围。

(1)抗凝标本出现凝固、用错抗凝剂或抗凝剂比例不正确的。

(2)严重溶血及严重脂血并影响检测结果的血标本。

(3)严重污染的标本、输液时在输液的同侧抽取的标本。

(4)标本量太少,不能满足检验需要的标本。

(5)需要空腹抽血而未空腹的标本。

(6)需要特殊处理而没有做到的标本。

(7)需要防腐处理而未加防腐剂的标本。

(8)24 小时尿标本未注明尿量的标本。

(9)未做到无菌处理的各种培养标本。

(10)其他采集的标本将严重影响检验结果的。

(11)申请单无检验项目或检验项目不清楚的标本,非本检验科检验项目的标本。

(12)申请单上患者姓名、年龄、性别、住院号、床号、申请检验项目不清者。

(13)检验目的不明确的标本和检验单与样本标签不符的标本。

(14)标本容器上无任何标识(患者姓名、住院号、科别、床号)的。

(15)标本采集后未及时送检而影响结果的。

(16)姓名明显变更,或出现多个姓名,无法确认标本正确归属的。

(17)空管,无标本的。

(18)标本外部有严重的遗撒、渗漏,怀疑标本可能交叉污染的。

（19）胸腔积液、腹腔积液或引流液标本过于浑浊、黏稠，离心后仍无明显变化无法测定的。如有必要可采用肝素抗凝管采集。

2.拒检程序。

（1）检验人员接收标本时首先应注意核对检验单。

a.住院标本：核对患者姓名，性别，科别，住院号，病区床号，检验项目等。

b.门诊标本：核对患者姓名，科别，项目收费等。

对不符合要求者可拒检并在标本拒检登记本上记录，及时通知采样科室正确及时地补采样，以免延误患者的检查结果报告。

（2）标本接收时应按要求对标本进行状态检查（如溶血、血脂、黄疸等），若发现不合格患者标本应退回，重新采集，并记录存档，检查合格后在标本接收登记本上登记。

（3）对书面不清楚的申请单，接收者可拒检并及时与病房医护人员联系（可电话联系），明确患者姓名，门诊号（住院号），性别，年龄，病区，床号和检验项目等，以免延误患者的检查结果报告。

（4）特殊检查的标本，如抗凝标本，要求抗凝比例合适，对抗凝比例不合适的标本，接收者可拒检并记录，并及时通知采样科室，正确及时地补采样，以免延误患者的检查结果报告。

（5）标本量不足的标本，接收者可拒检并记录，并及时通知采样科室，正确及时地补采样，以免延误患者的检查结果报告。

（6）不合格的标本，在通知病房医护人员后，若当日不能及时送检，应立即通知检验科相关人员，尽快补采样。对特殊标本或再次取样有困难者，可与临床医生协商进行部分内容的检验，但必须在检验报告上注明不合格原因，以及"检验结果仅作参考"字样。

二十四　检验科会诊制度

（一）目的

保证会诊工作及时、有效进行，提高会诊工作质量，保证患者安全，特制订本制度。

（二）适用范围

1.本制度适用于全国医疗机构检验科和第三方检验机构。

2.本制度仅供参考。

（三）具体内容

1.科内会诊。

（1）凡遇疑难问题、不确定检测时应向上级检验师请教，科室工作人员应协助处理，开展科内会诊。

（2）受邀检验师应积极履行会诊义务。

2.科外会诊。

（1）当科外临床科室邀请会诊时，被邀检验师应在规定时间内参加会诊。

（2）急诊会诊随请随到，应在10内分钟赶到会诊地点，平诊会诊应在4小时内完成。

（3）就检验方面的有关事宜提出会诊意见，并对临床科室提出的问题给予答复。

（4）会诊人员为各专业小组负责人或受邀检验师。

（5）做好会诊记录。

二十五　检验科仪器设备管理制度

（一）目的

规范检验科仪器设备管理，保证仪器设备的正常运行。

（二）适用范围

1.本制度适用于全国医疗机构检验科和第三方检验机构。

2.本制度仅供参考。

（三）具体内容

1.检验科仪器设备由医品部按医院和政府相关规定招标采购，仪器设备操作人员必须具有高度责任心和事业心，熟练掌握有关仪器的性能，严格遵守仪器设备的操作规程，熟练地进行操作。

2.仪器设备操作人员必须经过培训，考核合格后经科室负责人批准，方可进行操作。每台仪器设备均由检验科主任指定一名责任人负责日常管理，并授权给具备相应资格的人员使用，设备责任人和操作人员应熟悉所管理和使用的仪器设备的操作规程及注意事项，了解仪器设备的原理。

3.仪器操作使用前应检查是否完好、功能是否正常，操作中若发现异常或故障，应立即向科主任汇报，不能擅自乱动、乱修，应按照正常流程进行检修。使用后须检查仪器并恢复原位，清理好试剂、操作台，做好使用、维修记录。

4.仪器与仪器操作作业指导书及其他仪器资料不分离，便于随时查阅。每台仪器建立简明扼要的操作卡，由操作人员保存。操作人员要严格执行操作程序，并填写使用记录。

5.仪器设备所用试剂应与该仪器设备完全匹配，对新购进的试剂或不同批号的试剂应进行鉴定。可以通过质量控制、比对等方式进行鉴定，合格后经质量负责人批准后方可使用。

6.具有量值的仪器设备使用前，应按《量值溯源管理程序》进行检定或校准。

7.检验科与所用仪器设备有关的一切操作，即包括原始标本的采集、制备及处理、检验、存放等，都应与仪器设备要求的一致。

8.进修人员、实习人员原则上不能独立使用贵重仪器设备，必要时，应在带教老师严格指导、监督下进行操作，并由带教老师负全部责任。

9. 遵循检验科安全规程，做好仪器室的安全、清洁工作，严禁在仪器室内吸烟、进食或接待客人。仪器工作区间非仪器操作人员禁止进入，外来参观人员须经检验科领导同意后方可接待。

10. 须对每台仪器设备建立严格的质控制度，室内质控结果在质控范围内方可出报告。不定期地参加卫健委临检中心和省临检中心组织的室间质评活动。如果室内质控失控或仪器故障，应启动《仪器设备发生故障时的应急措施》，采取相同或同等仪器进行测试患者结果的补救措施。

11. 仪器设备负责人应定期检查及纠正各种仪器的指标，每天了解仪器的运转情况、试剂的使用情况；检查仪器的整洁、安全、水源、电源情况，努力延长仪器的使用寿命。

12. 检验科主任应经常了解检验科仪器设备的使用情况，发现问题及时解决。

13. 仪器设备的采购和验收按《仪器设备采购控制程序》执行，由相关专业小组负责人、检验科主任同医院分管领导或部门负责人，经多方考察了解后，按正常渠道进货，并建立仪器档案，检查、登记入账。仪器报损也应按科室规定办理。

二十六 检验科仪器使用校准制度

(一)目的

为保证各检验科的所有仪器正常运转，设备的管理符合现行法律法规及卫生行政部门标准的要求，规范仪器设备的鉴定和校准程序，保证仪器设备的正常使用和检测结果的准确性，特制订本制度。

(二)适用范围

1. 本制度适用于全国医疗机构检验科和第三方检验机构。
2. 本制度仅供参考。

(三)具体内容

1. 检验仪器实行专人负责制，制订操作规程(SOP)，仪器与仪器资料不分离，妥善保存，以便查询。

2. 检验人员必须具有高度责任心，上机前应经操作培训，熟练掌握仪器性能，严格遵守仪器的操作规程，正确地进行操作。

3. 每天检测前应检查仪器是否完好、功能是否正常。操作中若发现异常或故障，应及时报医品部检修，不能擅自乱动、乱修。仪器的维修、保养要做好记录。

4. 按照仪器使用说明和操作规程做好日常维护工作并记录，努力延长仪器的使用寿命。

5. 进修人员、实习人员要在带教老师的指导下使用仪器，不得任意操作。带教老师必须严格带教、监督，避免意外情况发生。

6. 做好仪器的安全、清洁工作，严禁在仪器室内吸烟、进食或接待客人。外来参观人员须经科领导同意后才可接待。

7. 带有微机配置的仪器，不得运行与本机工作无关的软件，不得在电脑上玩游戏。

8. 科主任要经常了解、检查仪器情况，发现问题，及时解决。

9. 程序。

（1）仪器设备的鉴定和校准计划的制订。检验科各专业小组组长负责根据各仪器设备的操作手册、使用说明书编写校准程序和制订仪器设备的校准和检定计划。每年年底将检验科仪器下一年度的校准和检定计划上报科主任，由科主任审核。

（2）仪器的校准。

①制订校准计划，选取校准方法。

②根据仪器设备的操作手册确定校准的频度。至少每 6 个月进行一次校准；由科主任负责联系厂家工程师进行校准。对仪器进行系统的保养，对光路、样本针、试剂针、冲洗头、注射器、各种机械运动进行检查和校正。使用校准品对仪器进行校准和验证。由厂家工程师出具仪器校准报告，以表明仪器处于良好的性能状态。

③如有下列情况发生，必须进行校准。

a. 更换试剂的品牌或试剂批号。如果检验科能说明涉及的批号改变并不影响结果的范围，则可以不进行校准。

b. 试剂说明书声明了试剂的校准周期，根据要求对该项目进行定期校准。

c. 仪器进行一次大的预防性维护或者由于故障更换了重要的零配件，这些都有可能影响检验性能。

d. 质控反映了异常的趋势或偏移，或者超出了检验规定的接受限度，采取一系列方法无法纠正失控情况时。

④校准品的选择：对测定标本的仪器按一定要求进行校准，校准时要选择合适的（配套的）校准品。如有可能，校准品应能溯源到参考方法和（或）参考物质；对不同的分析项目，要根据其特性或试剂说明书要求确立各自的校准频率。校准品是含有已知量的预测物，用以校准该测定方法的数值，它与该方法及试剂、仪器是相关联的。通过校准可以减少或消除仪器、试剂等造成的系统误差。

⑤确立标准检测系统：标准检测系统包括检测方法、试剂、仪器和校准品四要素。对于一个临床检测项目，如果所选用的检测方法、试剂、仪器和校准品中任何一项不同，都可能得到不同的检测结果。因此，检验科要想获得准确可靠的测定结果，且要求该结果具有与国际、国内其他检验科的可比性，应尽可能确立一个标准检测系统。

二十七 检验科仪器设备发生故障时的应急处理制度

(一)目的

在检验工作实际运作中,仪器设备发生故障是不可避免的。为在最大程度上减轻类似情况所带来的不利影响,特制订本程序。

(二)适用范围

1. 本制度适用于全国医疗机构检验科和第三方检验机构。
2. 本制度仅供参考。

(三)职责

1. 检验工作人员在职责范围内均有责任注意仪器设备状态,以及时发现并报告仪器设备的异常情况。
2. 检验科各专业小组组长负责启动本制度。
3. 检验科主任及技术负责人组织并直接监督本制度的实施。
4. 技术负责人负责检查核实应急处理制度的有效性。

(四)具体内容

1. 故障确认。

(1)工作人员在职责范围内均有责任注意仪器设备状态,以及时发现并报告设备的异常情况,应力求避免潜在的可能影响仪器设备的不确定因素。

(2)检验科各专业小组组长接到异常情况报警后,立即现场确认异常情况的性质,观察有无误操作、偶发现象或确属不能立即排除的故障。如果是能立即排除的故障,应立即排除误操作,或找出偶发现象的原因并立即排除,使仪器正常运转。

2. 故障确认后,本专业小组不能排除时应立即报告医品部和供应商的维修部,争取尽快修理。

3. 对于发生故障的仪器设备,在联系有关部门及时维修的同时,还应采取以下处理办法。

(1)有满足要求的替用设备时,启用替用设备。

(2)可借用其他部门仪器设备时,及时联系借用并核实该设备的使用状态。

(3)到兄弟单位同类仪器上进行检测。

(4)上述所列方法不能解决问题时,与供应商协同解决。

①立即报告医品部与供应商的维修部联系,通告仪器故障的现象、使用情况以及可能的原因,听取维修部工程师的处理意见。

②如果电话联系医品部工程师不能解决问题,应请维修部工程师尽快赶到现场,尽可

能告知工程师需带的仪器配件。

③如果不能达成一致意见，应立即请示检验科主任，协商解决办法。

（5）替用、借用或备用设备的使用在满足质量要求的同时，必须同时满足检验科管理措施（特别是防污染）的要求。

4. 技术负责人须检查并随时跟踪所采取措施的有效性。

二十八　检验科值班、交接班制度

（一）目的

明确值班及交接班相关流程及注意事项，保证工作的顺利进行，杜绝由交接班失误导致的安全隐患。

（二）适用范围

1. 本制度适用于全国医疗机构检验科和第三方检验机构。

2. 本制度仅供参考。

（三）具体内容

1. 在非办公时间及节假日，检验科设置值班人员，同时根据患者的多少和检测项目等具体情况设定值班人员。

2. 认真仔细阅读排班表，记清自己的上班时间，并在上一班工作人员下班前准时接班。

3. 值班人员必须坚守岗位，不得擅自离岗，因事确需短时间离开值班室时，务必跟组长或科主任请假，不得推诿工作，自己班内接到的标本原则上自己做完。严禁值班人员饮酒，严禁在科室聚餐、煮食品。由失职而造成的纠纷或差错，值班人员应承担责任。

4. 值班人员要急患者所急，及时、快速、准确地进行检验并报告结果。加急患者标本应优先检验。遇有特殊情况，及时向检验科主任或医院总值班报告。

5. 值班人员对门、窗、水、电、气等的安全负有责任。即时开、关灯，下班时关好门、窗、水、电。同时注意防盗安全，当班者要做好值班记录并签名，重要问题应详细记录，并向各组长或科主任汇报，下班前，做好交班工作。

6. 交班必须将交班内容告诉接班，必须在交接班登记本上登记交班，如果未告诉接班人员而出了问题，责任由交班人员负责，在接班人员未将接班清楚之前，交班人员不得离开工作岗位，接班时发现的问题，由交班人员负责；接班后发现的问题，应由接班人员负责。接班人员按规定下班时间提前5分钟来科室接班，不得迟接或早接。接班人员科室后首先询问各室有哪些交班，再查看交接班登记本是否有交班内容，如有疑问，请及时向交班问明情况。接班的同时应巡视各室设备是否齐备，水、电、气、门窗等是否关好，确保无误时方可接班。接班后必须坚守岗位，履行职责，即时处理急诊患者和临床急诊检查。下班时如有交班内容，应详细告诉相应接班人员。

7. 严格执行交接班制度，交班人员应给下一班做好必需的准备工作。如有尚待处理的工作，要向接班人员交代清楚。

8. 认真执行科室危急值报告制度、消毒管理制度和安全制度。

9. 值班人员遇有疑难问题不能解决时，应立即请示相关专业小组负责人或检验科主任。认真执行《重大事件报告制度》，重大事件立即向科主任、院领导报告，全科职工要保证自己的电话、手机通畅，以便应急时科室调遣。

10. 节日放假前，各部门准备好节日期间所用的仪器、试剂、消耗材料等物资，保证节日期间够用。

11. 值班时注意服务艺术、讲话艺术，特别是节日期间及一些传统的禁忌语。节日期间患者容易上"火"，不能与患者发生不愉快的事，要给患者讲清抽血时间、取报告时间和地点。节日期间多为患者着想，尽量满足患者的需要，如无法满足则要多做解释工作，取得患者的理解。

12. 全科职工应熟悉检验科开展的检验项目、检验时间、标本要求、收费标准、取报告时间、临床意义等，以便能向患者做出准确解释。

13. 科主任/负责人要检查值班工作，查看值班记录，发现问题及时解决，非检验科室人员不应进入检验科。

二十九　急诊检验制度

（一）目的

1. 规范检验科提供的全天急诊检验服务。

2. 全科人员应重视急诊检验，定期检查急诊检验的仪器、试剂，认真做好每项急诊检验。

3. 检验人员接到急诊标本后，应迅速进行检验，准确、及时地报告检验结果。

4. 认真做好急诊检验登记、查对工作。

5. 做好危急值报告制度。

6. 定期开展临床各科对急诊检验服务满意度的调查。虚心听取临床医生、患者的意见，不断改进急诊检验工作，提高急诊检验质量。

（二）适用范围

1. 本制度适用于全国医疗机构检验科和第三方检验机构。

2. 本制度仅供参考。

（三）具体内容

1. 急诊检验范围。

（1）急诊患者。

（2）门诊重症患者。

（3）急诊室观察患者病情突然变化者。

（4）住院重症患者或病情突变者。

2.急诊检验的基本项目。

（1）血液常规：白细胞计数及分类计数、血红蛋白测定、血小板计数等。

（2）尿液常规：尿蛋白、尿糖、尿隐血、尿胆原试验等，以及临床特需的其他检验项目。

（3）大便常规：涂片镜检、隐血试验等，以及临床特需的其他检验项目。

（4）各种穿刺液：理化检验、细胞计数及分类计数、蛋白定性、糖定性或半定量等，以及临床特需的其他检验项目。

（5）生化检验：钾、钠、氯、钙、糖、尿素氮、肌酐、CO_2、尿酸、淀粉酶、心肌标志物、C反应蛋白等。

（6）凝血功能等，以及临床特需的检验项目（尽最大努力给患者及临床提供方便，解决临床急需的项目数据）。

3.急诊检验报告时间。

三大常规项目检测后 30 分钟内出报告，生化、凝血功能、免疫项目检测后 2 小时内出报告。

三十　急诊检验标本登记制度

（一）目的

为不断提高服务质量、提高临床及患者的满意度，必须坚持急诊检验标本登记制度。

（二）适用范围

1.本制度适用于全国医疗机构检验科和第三方检验机构。

2.本制度仅供参考。

（三）具体内容

1.急诊室必须备有"急诊检验标本登记本"，登记本由专人保管并确定责任人，资料保存时限为一年以上，登记本遗失、漏记、记错等造成损失由当事人负全部责任。实行 LIS 系统接收标本的，必须有 LIS 系统接受记录。

2.所有急诊检验标本收到后立即在"急诊检验标本登记本"上进行登记，登记项目包括患者姓名、性别、年龄、门诊号（住院号）、申检科室、标本类型、申检项目、标本接收时间、标本接收人、报告发出时间、报告领取人、备注，不得漏记、不得漏项。

3.登记完成后立即检测，完成后立即电话通知病房，并在"备注"栏内注明电话通知及时间。

4.正常情况下要求急诊检验 30 分钟内出报告。

5.发现有不合要求的标本或与申请单不符的标本,应立即退回并要求重送,并在"备注"栏内注明。

6.科主任及质量管理小组成员不定期检查急诊检验标本登记制度的执行情况,发现执行不完善的,科主任应视不同情况对有关人员进行批评教育或行政处分,情节严重的严肃处理。

7.不断完善急诊检验标本登记制度,不断提高服务质量。

三十一　检验科差错事故防范制度

(一)目的

为加强检验工作人员职业道德教育,增强工作责任心,提高防范意识,防止差错事故的发生,特制订本制度。

(二)适用范围

1.本制度适用于全国医疗机构检验科和第三方检验机构。

2.本制度仅供参考。

(三)具体内容

1.标本采集、编号、患者资料输入,严格执行检验查对制度,包括标本采集、收集时查对申请单上患者科别、床号、姓名、检验目的、检验标本质和量;检验工作进行时查对检验项目、所用的试剂、编号;检验结束时查对检验结果、登记;发报告时查对科别、病房。

2.建立检验标本拒检制度。病区送检的标本和申请单应经检验科有关人员验收、签名,发现不合要求的标本或与申请单不符时,应当立即退回,要求重送和做好记录。

3.工作要细心,严防检验标本丢失或损坏,尤其是房水、脑脊液、心包积液、骨髓、胸腔积液等重要标本,收到后应立即登记并检验,防止漏检、错检;生化、免疫检验标本检验后应至少保留 24 小时,一般保存 7 天;防止在工作中,特别是离心沉淀时损坏标本;防止仪器错用、试剂错配、错用及计算错误。

4.操作步骤规范,防止差错事故发生,严重异常标本和可疑结果执行复检制度。

5.发出报告前做好审核工作,严格实行检验报告审核制度。

6.发生差错事故时,当事人应向科室领导或相关专业小组组长做口头或书面报告。及时寻找差错原因,做好事故登记,检验科主任应给出处置意见。

7.一般性差错,事后应做好纠正工作。

8.血型定错或差错造成医疗事故,按医院有关规定处罚,责任和经济处罚由个人承担。其中血型定错,未发生医疗事故,经济处罚按医院相关规定执行。

9.差错事故发生后，检验科领导应做好当事人的思想教育工作，加强防范意识，防止再度发生。科主任及专业小组组长加强对差错事故的防范管理及对检验人员的安全医疗教育，经常检查、分析，发现隐患及时解决。

三十二　检验科差错事故报告制度

(一)目的

加强检验科质量管理，建立正常工作秩序，改善服务态度，及时纠正、减少、避免差错事故的发生。

(二)适用范围

1.本制度适用于全国医疗机构检验科和第三方检验机构。

2.本制度仅供参考。

(三)定义

1.由责任心不强、未认真执行规章制度，不遵守操作规程或技术规范等因素而引发检验结果错误，对患者未造成严重后果的，称为差错。

2.检验工作的差错将直接影响诊断和治疗，若因检验人员的过失或工作失误延误对患者的诊断和治疗，或直接伤害患者(如采标本时未遵守操作规程造成患者间交叉感染、患者空气栓塞等)造成患者死亡、残废或器官功能障碍等严重后果的，则构成事故，属医疗事故范畴。

3.由工作不负责任或玩忽职守造成的差错或事故，属责任性差错或事故。

4.由工作人员的技术水平低或经验不足造成的差错或事故，属技术性差错或事故。

(四)具体内容

1.差错事故的分级。

差错可分为严重差错(一级差错)和一般差错(二级差错)。

(1)严重差错：①对重要的不易采集的标本(如手术中采集的标本)保管不当、丢失或弄错；②漏检、错检特殊标本或漏报、错报检验结果，影响临床诊断和治疗而又无法弥补，必须重新采集标本补检；③无故拖延检验结果报告时间而影响对危重患者的抢救；④仪器使用、保管不当，造成仪器损坏或功能失常，进而妨碍检验工作正常进行；⑤试剂配制不当而影响检验结果；⑥未遵循消毒隔离规定采集和处理标本，造成患者医院内感染或环境污染。

(2)一般差错：①丢失、损坏或弄错一般标本而重新采集标本；②漏检、错检一般标本或漏报、错报其检验结果；③使用变质或过期的试剂或培养基影响一般检验结果；④交接班不详细或交代不清，或接班人员未认真执行交接班工作而影响对患者的诊断和治疗，但未造成严重后果。

2. 事故的分级。

造成患者死亡,属一级医疗事故;造成患者严重残废或严重功能障碍,属二级医疗事故;造成患者残废或功能障碍,属三级医疗事故。

3. 差错事故的处理。

(1)一般差错:科室定期召开讨论会,分析差错发生的原因,使责任者深刻接受教训,使全科人员有所借鉴,以改进工作。

(2)严重差错:科室及时召开会议,总结教训,提出改进措施。

(3)根据差错性质和级别提出对责任者的处理意见,并报医院批准,或给予其严肃的批评教育,或再酌情扣发绩效。

(4)医疗事故的处理:经医疗事故技术鉴定委员会鉴定确定为医疗事故后,对造成事故的直接责任者,医疗单位应根据事故性质、级别、情节轻重、本人态度和一贯表现,予以行政处分,分为警告、记过、记大过、降级、降职、撤职、开除留用察看和开除等。对技术事故的直接责任者,医疗单位应责令其做出书面检查,使之深刻接受教训,一般免于行政处分,但对对情节严重且责任因素较重的技术事故应酌情给予行政处分。医疗事故的直接责任者是指责任者的行为与患者的不良结果之间有直接的因果关系,是对不良后果起决定性作用的人。

4. 差错事故登记报告制度。

(1)检验工作人员要以对患者高度负责的精神和严肃的法治观念,严格防止差错事故的发生。

(2)检验科各专业小组要建立差错事故登记报告制度,设差错事故登记本,差错事故的直接责任者应主动、及时、详细地对差错事故的发生过程和具体情节进行登记,同时报告组长和科主任。发生严重差错和事故,科主任应及时报告医务部或直接向主管院长报告。

(3)无论发生一般差错、严重差错或医疗事故,均应由检验科及时登记,查明情况,保留标本,主动向科主任报告,不得隐瞒。要迅速采取措施,把损害控制到最低程度。

(4)进行安全医疗教育,避免差错事故的发生。要定期向医务部报告差错事故的登记情况。属于严重差错或医疗事故的,更应及时报告并按医院有关规定严肃处理。

三十三　检验查对制度

(一)目的

建立检验科查对制度是为了更好地为医疗安全服务,杜绝医疗事故,减少差错发生。

(二)适用范围

1. 本制度适用于全国医疗机构检验科和第三方检验机构。

2.本制度仅供参考。

(三)具体内容

1.采集标本时,查对科别、床号、住院号(门诊号)、姓名、性别、年龄、检验目的。

2.收集标本时,查对科别、床号、住院号(门诊号)、姓名、性别、年龄、申请项目、标本数量和质量。

3.经查对,如标本不符合规定,标记和检验申请单字迹不清楚或可疑时,检验人员可电话联系相关临床科室,要求重新提供或退回重送。

4.检验时,查对试剂、检验项目、检验申请单与标本是否相符,以及标本的质量。

5.检验后,要查对目的、结果,达到危急值报告标准的,立即启动危急值报告和处理制度。

6.发报告前,查对患者信息和检验结果。

7.各专业小组组长应经常或定时检查试剂合格及使用情况。

三十四　检验标本采集及运送制度

(一)目的

为确保检验科标本的平安、有效,保证检验质量,特制订本制度。

(二)适用范围

1.本制度适用于全国医疗机构检验科和第三方检验机构。

2.本制度仅供参考。

(三)具体内容

1.要十分重视检验标本,正确采集、验收、保存、检测,避免错采、错收、污染、丢失,否则,应追究当事人责任。

2.检验标本的采集必须严格按照检验项目的要求进行,包括容器、采取时间、标本类型、抗凝剂选择、采集量、送检及保存方式等,急诊标本应注明"急"。

3.门诊、急诊患者的血液标本由门诊护士抽取,住院患者的血液标本由病区护士抽取。

4.房水、脑脊液、关节液、体腔积液、脓液、前列腺液、阴道分泌物等标本由临床医生留取。

5.尿液、粪便、痰液等标本由医生、护士或检验人员指导,并交代注意事项后,由患者自行留取。

6.接收标本严格实行核对制度,包括姓名、性别、年龄、门诊号/住院号、病床号,标本类型、容器、标识、检验目的等,所送标本必须与检验项目符合。不合要求者退回重送。

在核对检验标本的同时，应查对临床医生填写的检验申请单是否正确、完整、规范，如有不符要求者，应予退回，要求在纠正以后，再予接收。

7. 所有拒收或退回标本均应在登记本上登记，登记内容包括：患者姓名、病区、床号、标本类型、送检项目、拒收(退回)原因、拒收时间、经办人等。

三十五　检验科安全管理制度、流程及安全准则

(一)目的

保证实验安全操作，保障科室工作人员操作过程中的人身安全和医院财产不受损失，确保检验工作正常有序地进行。

(二)适用范围

1. 本制度适用于全国医疗机构检验科和第三方检验机构。
2. 本制度仅供参考。

(三)具体内容

1. 检验科安全管理制度。

(1)要严格执行医疗管理法律法规、医院医疗安全管理规定，加强检验科安全的监督和管理，对可能影响检验工作的安全隐患进行控制。

(2)检验科和楼道内必须配置足够的安全防火设施。消防设备要品种合适，定期检查保养，大型精密仪器室应安装烟火自动报警装置。

(3)走廊、楼梯、出口等部位和消防安全设施旋转处要保持畅通，严禁堆放物品，并不得随意移位、损坏和挪用消防器材。

(4)易燃、易爆药品专人专柜存放保管，并符合危险品的管理要求。剧毒药品应由两人保管，双锁控制，存放于保险箱内。建立易燃、易爆、剧毒药品的使用登记制度。

(5)普通化学试剂库设在检验科内，由专人负责，并建立试剂使用登记制度。领用时应符合审批手续，并详细登记领用日期、用量、剩余量，并有领用人签字备案。

(6)凡使用高压、燃气、电热设备或易燃、易爆、剧毒药品试剂时，操作人员不得离开岗位。

(7)各种电器设备，如电炉、干燥箱、保温箱等仪器，以检验科为单位，由专人保管，并建立仪器卡片。

(8)做好电脑网络安全工作，防止病毒侵入，防止泄密。

(9)每天下班时，各检验科应检查水、电安全，关好门窗。确保无隐患后，方可锁门离开。值班人员要做好节假日安全保卫工作。

(10)检验过程中产生的废物、废液、废气、有毒有害的包装容器和微生物污染物均应按属性分别妥善处理，以保证环境和检验科工作人员的安全和健康。

(11)任何人发现不安全因素时，应及时报告，迅速处理。

（12）科主任要定期检查安全制度的执行情况，并经常进行安全教育。每月召开一次医疗安全工作全员会议，总结发生的差错或事故，分析原因，排查医疗安全隐患和检验科不安全因素，提出整改措施。

2.检验科安全管理流程。

（1）工作人员和检验科安全的一般要求。

①检验科工作区内禁止吸烟，切段易燃液体接触潜在火种、工作人员传染细菌和接触毒物的途径。

②实验工作区内不得有食物、饮料及可能摄入的其他物质。检验科工作区内的冰箱禁止存放食物。

③眼睛和面部的防护：处理腐蚀性或毒性物质时，须使用安全镜及其他保护眼睛和面部的防护用品。使用、处理能够通过黏膜和皮肤感染的试剂时，或有可能发生试剂溅溢的情况时，必须佩戴护目镜、面罩。被血液或其他体液溅到，立即用洗眼器或大量的生理盐水冲洗。

④服装和个人防护装备：除要求符合检验科工作需要的着装外，工作服还应干净、整洁。所有工作人员在各实验区内必须穿着遮盖前身的长袖隔离服或长袖长身的工作服。当工作中有危险物喷溅到身上的可能时，应使用一次性塑料围裙或防渗外罩。必要时戴手套、护目镜或面罩等。个人防护服装应定期更换以保持清洁，被危险物品严重污染时，则应立即更换，盛放于能防渗的容器内。

⑤在进行有可能发生液体溅溢的工作时，可加套一次性防渗漏鞋套。

⑥工作人员戴工作帽，头发不外露。检验科操作不准佩戴首饰，防止污染。

⑦洗手：检验科工作人员在脱下手套后、离开检验科前、接触患者前后，以及在进食或吸烟前都应该洗手。接触血液、体液或其他污染物后，应立即洗手。

⑧呼吸防护：在操作粉尘及有毒气体、烟雾、蒸汽时，工作人员须佩戴呼吸面具，以防止吸入有害气体和被污染的空气。

⑨所有检验科移液操作禁止用口吸，应使用移液器和吸耳球。

⑩锐利物品：检验科应尽量减少使用可生成锐利物的用品，锐器(包括针头、小刀、金属和玻璃等)应置于有明显标记、防渗漏、防锐器穿透的容器内。

⑪垃圾处理：每天清理垃圾，医用垃圾按规定收集送至医院指定的地点焚化处理。

（2）工作环境和设备。

①检验科分区：根据具体工作情况确定"清洁区"和"非清洁区"。被指定为"清洁区"的区域，则应努力保持清洁，要求工作人员在清洁区触摸电话、视频显示器终端、键盘、门柄及其他物品前取下操作手套，防止污染。

②设备：冰箱、冷冻柜、水浴箱和离心机应该定期清洗和消毒，在发生严重污染后应立即进行清洗和消毒，进行清洗、消毒时要戴上手套、穿上工作服或其他合适的防护服。

③装饰：不得在电灯、灯座或仪器上进行装饰，防止引起火灾危险。

④操作玻璃器具时应遵循下述安全规则：不使用破裂或有缺口的玻璃器具；接触过传染性物的玻璃器具，清洗之前，应先消毒；破裂的玻璃器具和玻璃碎片应丢弃在有专门标记的、单独的、不易刺破的容器里。高热操作玻璃器具时应戴隔热手套；每次换班前，用

1：10 的次氯酸钠稀释液或其他合适的消毒剂对洗刷玻璃器具的区域进行表面消毒。

⑤离心机：操作离心机时，应在盖好盖板后再启动；装血、尿、痰标本或易燃液体的离心管，必须用管塞密封后方可离心；用 1：10 次氯酸钠稀释液或其他合适的消毒液常规清洗离心机。

3. 防火安全准则。

（1）易燃、易爆物。

①易燃性液体的供给量应控制为能有效并安全进行实验的最小量。待处理的用过的可燃性液体也应计算在内。

②禁止用冰箱储存易燃液体。如果确有需要，应存放在专门的防爆冰箱内，冰箱应远离火源。

③从储藏罐里倒出易燃液体睦，应在专门的储藏室或通风橱里进行。运送易燃液体时，其金属容器应有接地装置。

④加热易燃、易爆液体(燃点低于 94 ℃)必须在通风橱里进行，不能用明火加热。装易燃、易爆物的容器应经当地有关消防部门审核批准。

（2）火源隐患。

①常见的火源是明火、加热器件和电火花(电灯开关、电动机、摩擦和静电)。

②应对电气设备的接地、漏电和墙上插座的接地、极性进行年度检查。应尽量消除各种火源隐患。

③灭火：检验科须配备足够扑灭各种火情的装置，并根据要求对灭火器进行定期检查维修。A 类灭火器多数为消防水栓，适用于固体可燃物(如纸、木材、塑料)引起的火灾；B 类灭火器适用于汽油和溶剂引起的火灾，多数为二氧化碳或化学干粉灭火器，如碳酸氢钠灭火器；C 类灭火器适用于电气引起的火灾，所有工作人员都应知道电开关的位置以及切断失火电器电源的方法。

④警报系统应进行年度安全检查，随时检修、维护。

（3）消防训练。

①应对检验科工作人员进行防火安全训练。

②所有工作人员必须学会如何发布火警警报，学会遇有失火时应做到：拨打报警电话"119"，发出火警警报以求得帮助；立即使用便携式灭火器进行灭火；如果不能扑灭火情，应把所有通向火场的门关紧，并用湿毛巾或床单堵住下面的门缝，以阻止火情的蔓延，并从失火区或建筑物撤离。

③由受过训练的人员讲解使用便携式灭火器灭火的技能。训练应为"手把手"的方式，还应包括不同火情采用不同灭火器的知识。

④对工作人员撤离火场的训练应经常举行，每年进行几次。所有人员每年至少参加一次训练，练习应包括帮助患者和其他人员撤离。

4. 检验科用电安全准则。

（1）仪器用电。

①定期对安全用电进行检查并记录。每年至少对所有电插座的接地和极性、电缆的完整性进行一次检查，并将结果记录在案。可移动的设备应接地或采用更先进的方法防止触

电，但全部塑封无法接地的仪器例外。新设备在使用前也应进行同样的检查。

②检验科应装有足够的插座，分布要合理，以减少在插座上接其他多用插座和避免拖拉过多的电线。

③在空气中存在达到一定数量的易燃气体或蒸汽有可能形成可爆性混合物的危险环境下，应使用专门为此设计的防爆电器。

（2）维修与维护。

①所有电器和开关、插座、配电箱、保险丝、断路器的维修与维护只能由专业维修人员进行。

②仪器的维修：除校准仪器外，仪器不得接电维修。维修时要确保手干燥，取下所有的饰物（如手表和戒指），然后谨慎操作。

③接地电器必须接地或用双层绝缘。电线、电源插座、插头必须完整无损。在潮湿环境中的电器，要安装接地故障断流器。

5. 化学危险物品使用准则。

（1）化学危险物品分类。

①腐蚀品是接触人体后给人造成可见损伤或不可逆改变的物质。腐蚀性化学废弃物是指 pH 小于 2.1 或 pH 大于 12.5 或对钢（SAE1020）的腐蚀力超过 0.635 cm/a（55 t）的物质，如盐酸。

②毒害品是吸入、食入或少量接触即可引起严重生物效应的物质。

③致癌物。由于检测化学物品能否诱发恶性肿瘤的测试系统很不相同，定义致癌物比较困难，如苯。

④可燃物指任何可燃烧的化学物品，包括可燃物和易燃物。

⑤易燃液体（燃点低于 38 ℃）可分为以下几个级别。①1A 级：燃点低于 22 ℃，沸点低于 18 ℃。②1B 级：燃点低于 22 ℃~12 ℃，沸点高于 18 ℃。③1C 级：燃点高于 21 ℃低于 38 ℃。

⑥可燃液体（燃点高于 38 ℃且低于 60 ℃）可分为以下几个级别。①ⅢA 级：燃点高于 60 ℃且低于 94 ℃。②ⅢB 级：燃点高于 94 ℃。

⑦易爆化学物品是指能迅速发生剧烈化学变化的不稳定物质，爆炸性分解可在正常温度和压力下发生，如肼。

⑧购进可能有危害的化学物品时，必须附有材料安全数据表。所有危险化学品都需要以易于识别的形式进行标记，使专业人员和非专业人员很容易对其潜在的危险性产生警觉。标记可以是文字、图标、标准化代码或多种形式并存。

（2）腐蚀品的储存。

①储存腐蚀品应在离地面近处储存，以减少掉落的危险。

②搬运体积超过 500 mL 的浓酸试剂时，必须用运载拖车。

③不能共存的化学物品：注意不要在同一区域内存放互相不能共存的化学物品。例如，乙酸或乙酸酐等有机酸应与硫酸、硝酸或高氯酸等强氧化剂分开储存。

④个人防护装备：腐蚀性物品场所的工作人员，应该穿戴围裙、手套和其他防护装备。

⑤溅溢：使用任何化学物品之前，应安排好处理容易破碎或溢出的物品的容器。

⑥化学通风橱：所有挥发性腐蚀物品的操作，都必须在化学通风橱中进行。

（3）易燃物的储存。

①易燃、易爆液体应在合格的容器里储存。分装时应有明确的易燃和可燃性标记，工作储备量控制在最低限度。储存可燃性液体的仓库应远离明火和其他热源。

②可燃性液体如需要在冰箱内存放，该冰箱的设计必须符合避免产生蒸汽燃烧的要求。检验科所有的冰箱门都应标明可否用于存放易燃、可燃性液体。

（4）紧急处理：检验科必须重视发生化学危险品溅溢的可能性。有关工作人员都应接受培训，以掌握处理突发事故的知识。培训应包括化学危险物品溅溢的识别，熟悉保护自身安全措施。在多数溅溢事故中，检验科可以决定撤离的区域，并通知有关专业部门处理。如果由外部专门机构处理溅溢物，则检验科必须中断工作，直到隐患排除。

（5）污染物的清除和处理。

①每个检验科都应负责日常的清污工作。在结束常规工作、工作交接班、发生紧急事件如清除溅溢物后，都需要进行清污工作。

②废弃化学物品：所有废弃化学物品都应按危险物品处理，清洁含有害物质的材料（包括吸附物和中和物）时，都按有害废弃物处置；化学废弃物放置在密闭、有盖的容器中；化学废弃物的包装应有标签，标签应包含日期、来源、成分、物理状态（气体、液体等）、体积、危险性（易燃或易爆）。

6.检验科微生物安全准则。

（1）临床检验科可能接触的微生物可分为：①病毒，如病毒性肝炎（特别是乙型及丙型肝炎）和获得性免疫缺陷综合征（AIDS）等；②细菌，如球菌、杆菌、真菌；③其他具有高毒力的病原体，如出血热病毒和立克次体等。当接触和处理体液时，均应执行"普遍性防护原则"，所有的血液和体液均应视为有潜在的传染性，都应以安全的方式进行操作。

（2）感染途径。

①空气传播：当取下装有标本试管的塞子、溶液洒落在坚硬的表面上或用未加塞子的试管进行离心或溶液（包括接种环内的溶液）加热太急时，具有传染性的溶液可能形成气烟雾散布在空气中。

②经口传播：用口吸移液可能导致微生物侵入人体引起传染。传染也可通过间接途径，如饮食或吸烟前没有彻底洗手引起"手—口"传染。

③直接接种：偶然的针刺、碎玻璃划伤和动物咬伤均可通过直接接种引起传染。临床标本中的感染源也可通过被纸张轻微划伤的手指、很轻的擦伤或损伤的表皮进入人体造成感染。

④黏膜接触：一些病原体，包括肝炎病毒和人类免疫缺陷病毒（HIV），能够通过与黏膜（如眼结膜）的直接接触进入人体。所以在擦拭眼睛、更换隐形眼镜或使用化妆品前应彻底洗手。

⑤血源性病原体间接接触：临床检验科工作人员都面临着接触血源性病原体的可能性。

（3）常规预防措施。

①所有血液和体液的标本都应放置于具有安全盖的结构优良的容器里，以防在运输过

程中发生泄漏。

②采集和转送标本时应防止容器的外表或随标本的检验单污染。如果存在潜在的或实际的污染，则应再加一层包装（如包装袋）。

③工作人员在处理所有血液和体液及其他可能具有传染性的物质、采血、处理污染的物品时，都应戴上手套。如果有可能发生血液或体液的喷溅，则应使用面部防护装备。

④产生气烟雾或飞沫的操作包括混匀、超声雾化和剧烈搅拌，均应使用生物安全柜。

⑤检验科应使用机械移液装置，绝对禁止用口吸移液。

⑥放置废弃锐利物品的容器，不能装得过满而意外伤人，应在装满至容器容积的3/4时尽快运走。

⑦血液或其他体液发生泄漏或工作结束后，均应使用合适的化学杀菌剂对检验科工作区进行表面消毒。可使用新鲜配制的漂白粉溶液（次氯酸钠1∶10稀释液）或其他有效的溶液对所有的工作台进行消毒。

⑧被血液或其他体液污染的设备在检验科内或外送商家进行维修之前，应先进行清洁和消毒。

⑨手或其他部位的皮肤在接触血液或其他体液后必须立即彻底清洗，在实验工作结束后或取下手套后，应立即洗手。在离开检验科之前，应脱下所有的个人防护装备。

⑩患有渗出性皮肤病变的检验人员在痊愈前不得直接接触患者，也不得接触医疗设备。

（4）标本运输。

①运输前应将标本进行可靠包装。禁止使用细菌培养平皿邮寄标本。禁止将干冰放入密封的容器。

②严格遵守运输部门和国际空运协会的有关规定。

（5）标本处理。

①普通标本和使用过的培养基应弃放置于塑料袋中。

②可重复使用的物品和污染的器具应用1∶10次氯酸钠稀释液清洗和再次灭菌。

（6）生物安全柜。

生物安全柜是微生物检验科里控制生物危害较好的方式之一。应按产品说明书进行安装、使用和维修和维护，确保安全柜内具有合适的气流流速，并定期更换滤器。安全柜的放置和通风口的设置满足防护要求，在维护、移动或处理安全柜之前必须对安全柜进行消毒。

（7）泄漏事故。

①立即清洗发生泄漏污染的区域，通知安全主管和科主任。

②吸净漏出的液体。

③如果培养物发生泄漏或其容器发生破损，应对该区域进行至少10分钟的清洗，直至气溶胶或飞沫已经沉降。

④尽可能使用漂白剂、75%乙醇溶液对工作台面进行消毒。

⑤每个检验科都应制订有关处理含微生物的物品泄漏事故的书面措施。

三十六　临床检验危急值报告制度

(一)目的

为加强检验科危急值的管理,保证将危急值及时报告临床医生,以便临床医生采取及时、有效的治疗措施,确保医疗质量和安全,杜绝医疗隐患和纠纷的发生,特制订本制度。

(二)适用范围

1. 本制度适用于全国医疗机构检验科和第三方检验机构。

2. 本制度仅供参考。

(三)定义

危急值(critical values)是指某些检验结果出现异常(过高或过低),可能危及患者生命的检验数值。当此种检验结果出现时,表明患者可能正处于有生命危险的边缘状态,临床医生需要及时得到检验信息,迅速给予患者有效的干预措施或治疗,就可能挽救患者生命,否则就有可能出现严重后果,甚至危及生命,失去最佳抢救机会。

(四)具体内容

1. 危急值报告制度的重要性。

(1)危急值信息可供临床医生对生命处于危险边缘状态的患者采取及时、有效的治疗措施,避免患者意外发生,出现严重后果。

(2)危急值报告制度的制订与实施,能有效增强医技工作人员的主动性和责任心,提高医技工作人员的理论水平,增强医技工作人员主动参与临床诊断的服务意识,促进临床、医技科室之间的有效沟通与合作。

(3)检验科及时准确的检验报告可为临床医生的诊断和治疗提供可靠依据,能更好地为患者提供安全、有效、及时的诊疗服务。

2. 危急值报告制度和登记制度。

(1)患者危急值报告制度。

①危急值结果的确认制度:检验科工作人员发现危急值情况时,检验者首先要确认仪器、设备和检验过程是否正常,操作是否正确,并核查标本采集、运送是否正确,检验项目质控、定标、试剂是否正常,仪器传输是否正确,在上述方面都正常的情况下,立即复查,若复查结果与第一次结果吻合,立即电话联系临床,了解患者情况,若临床医生没有对患者进行有明显干扰检验结果的操作,样本留样正确,在检验科内部确认检验过程各环节无异常的情况下,应将危急值立即(30分钟内)报告患者所在临床科室医护人员,不得瞒报、漏报或延迟报告并在"危急值结果登记本"上详细、规范地记录报告内容并妥善保存标本。如果是标本导致的与既往结果相差很大和与临床症状不符等,必须让患者重新留取标本

复查。

②门、急诊患者危急值报告制度：检验科工作人员发现门、急诊患者出现危急值情况时，应立即通知开单医生，并由开单医生再次复述检测项目和检测结果，确认无误，由开单医生结合临床情况立即(10分钟内)采取相应措施，抢救患者生命，保障医疗安全。检验科和临床医护人员都在"危急值结果登记本"上做好记录。

③住院患者危急值报告制度：检验科工作人员发现住院患者出现危急值情况时，须立即通知临床医护人员，并由临床医护人员再次复述检测项目和检测结果，确认无误，由临床医生结合临床情况立即(10分钟内)采取相应措施，抢救患者生命，保障医疗安全。检验科和临床医护人员都在"危急值结果登记本"上做好记录。主管医生或值班医生如果认为该结果与患者的临床病情不相符，应进一步对患者进行检查，如认为检验结果不符，应关注标本留取情况，必要时，应重新留取标本送检进行复查，若该结果与临床相符，应在10分钟内结合临床情况采取相应处理措施，同时及时报告上级医生或科主任。

④主管医生或值班医生须6小时内在病程中记录接收到的危急值报告结果和所采取的相关诊疗措施。

（2）登记制度。

危急值报告与接收遵循"谁报告、谁登记、谁接收、谁记录"的原则，检验科与门急诊、病区均设置"危急值结果登记本"，对危急值的相关信息做详细登记。"危急值结果登记本"记录内容包括但不限于检查日期，患者姓名、性别、年龄，住院号(门诊号)，科室，床号，申请医生，检查项目，检查结果，复查结果，临床接收人员，接收时间(记录到分钟)，检验者姓名，备注等项目。

3. 目前提供的危急值项目和范围(表3-2)。

表3-2 危急值项目和范围

检验项目	缩写	单位	低值	高值	标本类型
白细胞计数	WBC	10^9/L	2.0	30	静脉血、末梢血
血红蛋白含量	Hb	g/L	50	200	静脉血、末梢血
血小板计数	PLT	10^9/L	30	1000	静脉血、末梢血
凝血酶原时间	PT	S	—	30	静脉血
活化部分凝血活酶时间	APTT	S	—	70	静脉血
纤维蛋白原定量	FIB	g/L	1.0	—	静脉血
酸碱度	PH	—	7.25	7.55	动脉血
二氧化碳分压	PCO_2	mmHg	20	70	动脉血
氧分压	PO_2	mmHg	45	—	动脉血
碳酸氢根	HCO_2	mmol/L	15	40	动脉血

续表3-2

检验项目	缩写	单位	低值	高值	标本类型
钾	K^+	mmol/L	2.8	6.2	静脉血
钠	Na^+	mmol/L	120	160	静脉血
氯	Cl^-	mmol/L	80	115	静脉血
钙	Ca^{2+}	mmol/L	1.75	3.5	静脉血
葡萄糖	GLU	mmol/L	2.2	22.2	静脉血
淀粉酶	AMY	U/L	—	正常参考值 上限3倍以上	静脉血
尿素氮	BUN	mmol/L		35	静脉血
肌酐	Cr	μmol/L		650	静脉血
无菌部位标本细菌培养		房水、血液、骨髓、脑脊液等培养阳性			
血清肌钙蛋白	CTnT/I	ng/mL	—	超出参考值上限	

4.危急值报告处理流程图(图3-1)。

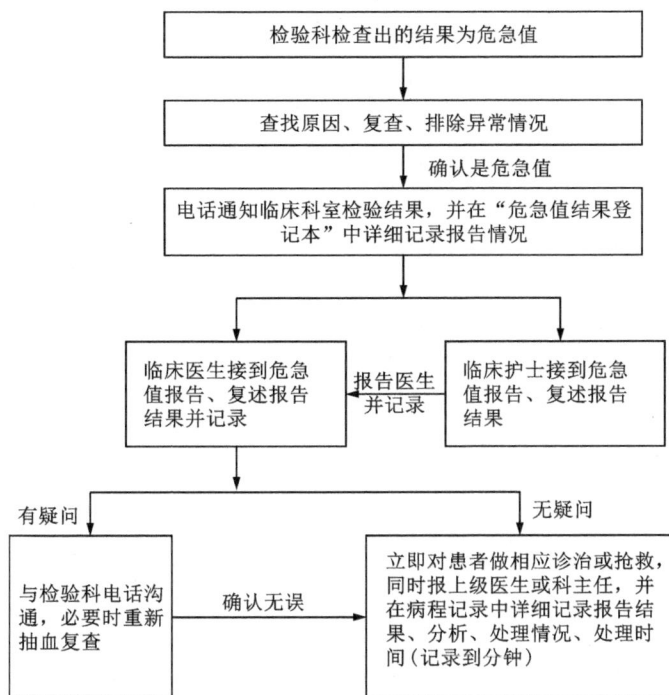

图3-1　危急值报告处理流程图

三十七　检验科标本复检制度

（一）目的

为了确保医疗安全，提高检验质量，保证检验结果准确无误，检验科制订了标本复检制度。

（二）适用范围

1. 本制度适用于全国医疗机构检验科和第三方检验机构。

2. 本制度仅供参考。

（三）具体内容

1. 出现如下情况均应进行复检。

（1）质控结果失控时，操作者在发现质控数据失控时，应立即报告专业小组组长和质量监督员，查明失控原因，对失控做出恰当的判断。对判断为真失控的情况，应该在不失控以后，对相应的所有患者标本进行复检。

（2）检验科工作人员发现危急值情况时，严格按照危急值报告流程执行。

（3）当检测成分含量太高，定量结果超出线性范围时，应将标本稀释一定倍数，重新检测，直至稀释后待测成分含量在线性范围内。

（4）在定性实验中，若结果在临界值附近，应进行复检，并结合临床症状综合判断。

（5）传染性指标检测阳性时，如乙肝表面抗原、甲肝抗体、丙肝抗体、戊肝抗体、梅毒螺旋体特异性抗体检测阳性时，都要用双试剂或单试剂双孔复查，当复查结果一致时方可发出报告。对于弱阳性标本，为避免带现象对结果的影响，应将标本稀释后重新检测。

（6）HIV 初筛实验有反应的标本，应立即采用第二种方法/试剂复查，两种方法全有反应或其中一种有反应则通知病房或门诊患者本人，重新采集标本，利用两种不同试剂盒复检，复检结果两种方法均有反应或其中一种有反应都应立即报送疾控中心，做好"HIV 结果登记""HIV 抗体复检送检登记"等相关记录，发放初筛检验结果"HIV 抗体待确定"，阳性检验报告由疾控中心发出。

（7）患者对检验结果有疑问、有争议或被投诉时，检验人员可用存放样本进行复检，并做好记录，保存好样本。

（8）检测结果出现明显错误或与以往结果有明显差异时，检验人员对样本进行复查，当复查结果与检测结果一致时，与医生取得联系，了解患者情况，若结果的差异符合患者病情，则发出报告，若结果的差异无法解释，则通知相关人员二次采集标本复查，找出产生差异的原因，评估结果的准确性，和临床联系后再发出报告。

2. 标本复检的监督制度。

（1）检验科管理人员在任何时候都应对检验科的检验工作进行监督，有权对可能存在质量问题的检验结果进行复检，或要求有关人员重新检验。

（2）各专业小组的报告单每日应由有资质授权的人员进行审核，发现检验结果可疑时应进行复检，不得草率发出。发现已发出报告的结果可疑时，必须立即通知有关医生和临床部门撤销已发出的报告，并尽快提供复检后的准确结果。

（3）任何原因导致的检验结果复查，检验人员都应做好标本复检记录，对复检前后的结果进行比较和分析，权衡复检的必要性，不断改进工作程序，尽量避免不必要的复检。

（4）复检要注意核对试剂质量，确认仪器状态、室内质控是否在控、操作的正确性、编号是否正确、离心是否彻底，确认无误后再进行复检。

3. 复检标本的要求和保存。

（1）检验科仅对在保存期内的标本进行复检或核对，不负责对超过保存期或无保存价值的标本进行复检或核对。

（2）对需留存的样本，由样本管理人员留样保管，并依据有关技术标准规范确定样本保存时间，确保样本在保存期内不变质、不丢失、不损坏、不混淆，以便能用于复检。

（3）复检合格并找出原因，可判定为合格；若未找出原因，判定为不合格，应报告检验科负责人，重新取样复检，评估结果的准确性，和临床联系后再发出报告。

4. 各个专业组标准见表 3-3~ 表 3-7。

表 3-3　血常规复检规则

复检项目	复检条件	复检方法（要求）
WBC、RBC、Hb、PLT	出现危急值	检查标本是否合格，复检
WBC、RBC、PLT、Ret	超出检出限/无结果	涂片镜检/稀释重测/检查标本状况重测
WBC 总数	首次结果<3.0×10^9/L 或>28.0×10^9/L	涂片镜检或人工计数
PLT	首次结果<50.0×10^9/L 或>600×10^9/L	涂片镜检或人工计数
Hb	首次结果<70 g/L 或>年龄和性别参考上限20 g/L	确认标本是否符合要求
RBC	首次结果绝对值<2.0×10^9/L 或>6.5×10^9/L	涂片镜检或人工计数
中性粒细胞	首次结果绝对值<1.0×10^9/L 或>20.0	涂片镜检
淋巴细胞	首次结果绝对值>5.0（成人）或>8.0（<12 岁）	涂片镜检
单核细胞	首次结果绝对值>1.5（成人）或>3.0（<12 岁）	涂片镜检
嗜酸性粒细胞	首次结果绝对值>2.0	涂片镜检
嗜碱性粒细胞	首次结果绝对值>0.5	涂片镜检
PLT 聚集报警	任何计数结果	检查标本是否合格，涂片镜检
原始细胞报警	首次结果出现阳性报警	涂片镜检

表 3-4　尿常规复检规则

序号	复检条件	复检方法和要求
1	干化学白细胞,隐血,蛋白质等指标阳性时	涂片镜检,若与镜检结果不符,须登记
2	仪器提示有真菌、滴虫、管型、结晶或仪器拍摄的图像在电脑上识别不清时	涂片镜检
3	干化学全部指标阴性,尿沉渣结果异常时	涂片镜检,若与镜检结果不符,须登记
4	肾内科、泌尿外科、血液肿瘤科特殊科室标本	涂片镜检,阳性者登记

表 3-5　免疫室项目复检规则(胶体金法复检规则参照化学发光法)

复检项目	复检条件	复检方法
丙肝和其他肝炎类	COI 值大于 1.0 时,必须用原始标本采用相同批号试剂、相同实验方法复查	复查后 COI 值小于 1.0 者为阴性
		复查后 COI 值为 1.0~2.0,可视为灰区处理,报告可疑
		如复查后 COI 值仍然大于 2.0 者为阳性;原始标本采用相同批号试剂、相同方法复查仍为阳性者,通知病房另外抽一管血,采用另一种检测方法(如采用 ELISA 方法)进行复检确认。两种方法检测均为阳性时,报告阳性,并向临床通报传染病疫情
梅毒	COI 值大于 1.0 时,必须用原始标本采用相同批号试剂、相同实验方法复查	复查后 COI 值小于 1.0 者为阴性
		复查后 COI 值为 1.0~2.0,可视为灰区处理,报告可疑
		如复查后 COI 值仍然大于 2 者为阳性;原始标本采用相同批号试剂、相同方法复查仍为阳性者,采用明胶颗粒凝集试验(TPPA)进行复检确认,并向临床报告滴度
HIV	COI 值大于 1.0 时,必须用原始标本采用相同批号试剂、相同实验方法复查	复查后 COI 值小于 1.0 者为阴性
		复查后 COI 值为 1.0~2.0,可视为灰区,报告 HIV 抗体待确定;原始标本采用相同批号试剂、相同方法复查仍为有反应者,通知病房另外抽一管血,采用另一种检测方法(如采用 ELISA 方法)进行复检确认。两种方法检测均为有反应时,报告 HIV 抗体待确定,跟临床做好沟通。同时将两管标本保存并通知院感办人员送至疾病预防控制中心做确认实验
		如复查后 COI 值仍然未有反应,报告 HIV 抗体待确定;原始标本采用相同批号试剂、相同方法复查仍为有反应者,通知病房另外抽一管血,采用另一种检测方法(如采用 ELISA 方法)进行复检确认。两种方法检测均为有反应时,报告 HIV 抗体待确定,跟临床做好沟通。同时将两管标本保存通知院感办人员送检至疾病预防控制中心做确认实验

续表3-5

复检项目	复检条件	复检方法
特种蛋白 IgG、IgA、IgM、C3、C4	检验结果超出线性范围	原始标本稀释后采用相同批号试剂、相同方法复查
	检验结果和上次相差悬殊	重新抽血采用相同批号试剂、相同方法复查
	检验结果和临床矛盾，临床医生对检验结果提出异议	重新抽血采用相同批号试剂、相同方法复查
	仪器提示需复查，如原始结果出现"?""＊"等	原始标本稀释后采用相同批号试剂、相同方法复查，或者按仪器提示方法复查

表 3-6　生化标本复检规则

复检项目	复检条件	复检方法
生化检验所有项目	检验结果超出线性范围	原始标本稀释后采用相同、试剂、相同方法复查
	检验结果和上次相差悬殊	重新抽血采用相同批号试剂、相同方法复查
	检验结果和临床矛盾，临床医生对检验结果提出异议	重新抽血采用相同批号试剂、相同方法复查
	仪器提示需复查，如原始结果出现"?""＊"等	原始标本稀释后采用相同批号试剂、相同方法复查，或者按仪器提示方法复查

表 3-7　凝血功能检查标本复检规则

复检项目	复检条件	复检方法
凝血功能检查	检验结果超出线性范围	原始标本稀释后采用相同批号试剂、相同方法复查
	检验结果和上次相差悬殊	重新抽血采用相同批号试剂、相同方法复查
	检验结果和临床矛盾，临床医生对检验结果提出异议	重新抽血采用相同批号试剂、相同方法复查
	仪器提示需复查，如原始结果出现"?""＊"等	原始标本稀释后采用相同批号试剂、相同方法复查，或者按仪器提示方法复查

三十八　检验科人员替代制度

(一)目的

为了保证检验工作平稳有序,确保患者就诊安全,特制订本制度。

(二)适用范围

1. 本制度适用于全国医疗机构检验科和第三方检验机构。
2. 本制度仅供参考。

(三)具体内容

1. 值班期间值班人员,如遇突发情况,及时报告检验科主任安排相应人员到岗。

2. 正常工作日,科室工作繁忙造成人员不足、值班人员因意外情况不能坚持完成工作时,须向科主任报告,由其安排相应人员替代完成;如有必要,报医务部予以协调解决。

3. 夜班及节假日值班,人员不足、值班人员因意外情况不能坚持完成工作时,由二线人员接替,并报告科主任或由科主任安排相应人员到岗替代。

4. 全科人员应保持通信工具 24 小时畅通,二线听班人员不得饮酒及离开本市,以便有紧急需要时能及时到位。二线听班人员如有特殊情况需离开市区,须提前请示科主任,确认安排其他人听班后方能离开。

5. 人员替代方案。

(1)根据岗位责任制,工作人员要按时交班,不得自行调换班次及找人替班,如有特殊情况,换班或替班必须经科主任许可。

(2)在岗人员必须认真履行岗位职责,完成各项工作任务,不得在上班期间离岗、串岗。

(3)二线值班人员在接到通知后须尽快到岗,科主任有权直接调配不在岗位的科内任何人员来科参与检验工作。

(4)如有人员替代不能满足需要,应由本人向科主任提出科内替代方案。

(5)工常工作日,由工作繁忙造成人员不足或当班人员因特殊情况不能坚持完成工作时,由科主任安排相应人员替代。

三十九　检验科应急措施管理制度

(一)目的

及时准确的检验是保证检验结果及时性和有效性的重要步骤,随着全自动仪器的大量应用和检验项目的不断增加,影响检验结果的各种因素也随之增加。为了保证检验结果的及时有效性，更好地为临床诊治服务，避免在意外情况发生时出现被动局面，特制订应急措施。

(二)适用范围

1.本制度适用于全国医疗机构检验科和第三方检验机构。

2.本制度仅供参考。

(三)具体内容

1.仪器设备发生故障时应立即报告医品部和相应公司的维修部，争取尽快修复。如不能立即修复者，及时启动检验科《仪器设备发生故障时的应急处理程序》，采用其他检验方法或到兄弟单位同类仪器上进行检测。

2.试剂不足时应立即到相应供应商处请购或到兄弟单位调剂。

3.水、电等由医院调控，检验科采用高容量不间断电源短时保证仪器的供电。

4.紧急情况下采取的措施应向科主任报告，并做记录。

5.检验科各专业小组平时应做好仪器的每日、每周、每月、每季的保养以保证仪器的正常运行。对试剂应经常盘存，保证库存量大于最低库存量，做到防微杜渐。

四十　检验科继续教育与进修管理制度

(一)目的

为提高卫生专业技术人员专业技术水平，提高医疗服务质量，规范检验科继续教育与进修管理，特制订本制度。

(二)适用范围

1.本制度适用于全国医疗机构检验科和第三方检验机构。

2.本制度仅供参考。

(三)具体内容

1.科主任/负责人可指定人员负责进修人员、实习人员的带教工作，也可由科主任负责。

2.全科人员必须认真学习政治时事、业务技术，不断提高思想政治水平和业务技术水平。

3.坚持以结合专业在职学习和自学为主，定期组织业务学习和学术交流。

4.根据工作表现、专业需要和科室条件，选派专业人员参加省内外学习班或学术交流会。必要时，选派专业人员外出进修、学习，回科后有责任向全科传达并交流学习。

5.进修人员、实习人员在各专业小组工作期间由专业小组负责人管理。专业小组负责人是进修人员、实习人员的主要带教老师，其他工作人员均有责任对进修人员、实习人员进行讲解、示范和操作指导。

6. 进修人员、实习人员的整个检测过程必须在本科室工作人员的指导、监督下进行，检验结果必须由本科室工作人员审核、签发。

7. 所有进修人员、实习人员必须全程参加科室的业务学习。

8. 进修人员和实习人员请假 1 天以内必须由专业小组负责人和科主任共同批准，请假超过 1 天必须由医院批准。

9. 科主任要定期检查、考核、总结继续教育和进修、实习工作的情况，促进科室科研教学水平的提高。

10. 必须制订全科人员的培训和学习的年计划(包括电脑、外语、院内、科内、外出业务学习)。

11. 岗位培训要求：新设备投入应用时，使用者须经公司或厂家严格培训，才能上机操作。

12. 岗位调整：必须安排一定时间的上岗培训。按有关规定，某些特殊岗位，必须有上岗证(如 HIV 抗体、PCR 检测等)。

四十一　检验科实习、人员进修人员管理制度

(一)目的

为完善检验科教学管理，提高教学质量，规范实习人员、进修人员的管理，防止出现不必要的差错事故，特制订本制度。

(二)适用范围

1. 本制度适用于全国医疗机构检验科和第三方检验机构。
2. 本制度仅供参考。

(三)具体内容

1. 进修人员、实习人员整个学习过程由继续教育负责人进行管理，由继续教育负责人进行进修、实习时间，科室轮转，教学等的安排。同时注意关心进修人员、实习人员生活和思想上出现的问题和困难。

2. 进修人员、实习人员在各专业小组工作期间由各专业小组负责人进行管理。专业小组负责人是进修人员、实习人员的主要带教老师，其他工作人员均有责任对进修人员、实习人员进行讲解、示范和操作指导。

3. 进修人员、实习人员到各专业小组检验科后，由该专业小组负责人指定带教老师，带教老师应尽早给他们系统讲述本专业小组检验科各项检验操作，使他们熟悉操作流程、原理及临床意义。

4. 在严格规范带教的前提下,带教老师应尽量放手给进修人员、实习人员动手操作的机会。

5. 带教老师不得以任何理由指使进修人员、实习人员干私活。

6. 继续教育负责人每月组织进修人员、实习人员进行业务学习,指定带教老师轮流讲课,进修人员、实习人员应全部参加。每一次讲课,必须做充分的准备,包括进修人员、实习人员的准备和带教老师自己的准备,这有利于双向提高,有利于提高科室的学习氛围。讲课内容尽量围绕自己所在专业小组的检验技术、项目展开。

7. 所有进修人员、实习人员必须全程参加科室的业务学习。

8. 进修人员、实习人员的整个检测过程必须在本专业小组工作人员的指导、监督下进行,进修人员、实习人员发检验报告单时须有带教老师的双签名,不得单独签发检验报告单。如发出的报告单出现医疗纠纷,必要时追究其带教老师责任。

9. 进修人员、实习人员生必须严格遵守医院《进修实习生守则》,不得迟到、早退、旷课,有事须向带教老师及科主任请假。进修人员、实习人员生请假 1 天以内必须由专业小组负责人批准,请假超过 1 天必须由医院批准。

10. 进修人员、实习人员应尊师重教,勤奋学习,积极上进,对工作一丝不苟,养成严谨、求实、科学的作风。

四十二 检验科档案管理制度

(一)目的

检验科资料是检验科质量证明及质量体系运作的重要依据,为保证文件档案的完整性和安全性,特制订本制度。

(二)适用范围

1. 本制度适用于全国医疗机构检验科和第三方检验机构。

2. 本制度仅供参考。

(三)具体内容

1. 检验科档案应定期更新,质控档案每月更新,人员档案和考核档案等每年更新,操作规程不定期补充更新。

2. 档案材料必须反映真实情况,证书、文章、批文有原件,已存档档案不得随便修改,档案资料应注意完整、规范、保密、不得用圆珠笔书写、不得用热敏打印纸、不得任意抽样或遗失,不得向无关人员泄露。

3. 所有档案资料应登记、分类、编号,并由专人保管;保存安全,防虫、防潮、防遗失、防强光。档案室内禁止吸烟,以利长期保存。

4. 查阅或外借科室档案必须经检验科主任批准后进行。

5. 档案超过保存期限(5年),必须经检验科主任同意后才能销毁。

6. 过期作废的档案必须收回,防止误用。

(1)科室档案包括科室人员档案、质控档案、技术档案、行政档案、档案管理条例。

(2)人员档案:①技术人员档案表;②各类业务技术证书(包括职称证书、特殊培训证书);③全科室发表文章综合表。

(3)质控档案:①室内质量控制各类资料(含原始记录及检验质控图);②室间质量评价成绩报告单及质评证书;③同类仪器比对情况记录。

(4)技术档案:①各类检验项目操作程序;②开展新项目登记;③科研项目设计批文、总结、鉴定及获奖资料。

(5)行政档案:①工作计划和年终总结;②人员安排和年终考核情况。

(6)档案管理条例。

四十三　检验与临床科室协调会议制度

(一)目的

为了更好地以患者为中心,为患者提供准确、有效、方便的诊疗服务,使诊疗流程更加流畅、合理、规范,保证医疗安全,检验科必须加强与临床各科室的沟通协调,召开检验与临床科室协调会议,制订相应制度,并做好相关记录。

(二)适用范围

1. 本制度适用于全国医疗机构检验科和第三方检验机构。

2. 本制度仅供参考。

(三)具体内容

1. 布置和总结与检验科相关的医院阶段性医疗工作。科室管理是医院管理中的实质内容,是其最重要的组成部分。检验科是医院组织实施专科医疗技术活动的基本单元之一,是直接对患者的血液等标本实施检测,为临床诊疗提供依据的机构,也是医院阶段性医疗工作的实施者和落实者,因此对与检验科相关的医院阶段性医疗工作有必要组织召开专门的协调会议。院方管理部门在会议上明确检验科的责任和工作具体内容,检验科主任及各个专业小组负责人应到会,了解相关工作,提出意见建议,并对上一阶段的医疗工作做出汇报和总结。

2. 及时研究医院管理及检验工作中出现的新情况,协调处理新问题。检验科在落实医院的指导思想时,会遇到各种问题及困难,通知、组织协调会议,让医院管理科室和检验科负责人及工作人员共同探讨解决问题的方法,以求把医院的管理工作做到最好。

3. 加强医技科室与临床科室之间的联系,共同探讨临床经常遇到的各种实际问题。在推动医疗工作落实临床检验工作的开展过程中,随着检验技术的发展,新的检验手段不断产生，检测工作可能会出现新的问题。对于检验工作中遇到的新问题、新状况、新方法的利弊，以及开展的必要性，我们有必要组织专门的检验与临床协调会议进行讨论，以寻求解决问题的途径，也让临床医生对检验科的检测手段有一定的认识，可以根据患者病情等具体情况合理有效地提出检验申请，对检测结果有更进一步的理解，以实现检测资源的合理利用。通过讨论，临床医生表达对某些检测项目的需求，使医院管理部门能积极支持检验新方法的开展和新设备的购入。临床医生在实际的诊疗过程中，也会对医院的管理及检验科的工作有相应的意见，有必要把院方管理人员、临床工作者和检验人员聚在一起，共同寻求解决问题的方法和途径，及时解决新问题，促进医院的管理工作、临床的诊疗工作及检验科的检验工作持续有效地开展。

4.会议的具体安排。

（1）参会人员：院长、分管医疗工作的副院长、医务主任、临床科主任、相关职能部门负责人、检验科主任/负责人及各个专业小组负责人。

（2）会议时间：检验与临床科室协调会议一年举行两次，上、下半年各一次。

（3）会议的组织：检验与临床科室协调会议由院长或分管医疗工作的副院长召集并主持，医务部负责该会议的组织和准备工作。会议上通报的内容、发放的文字性材料等由相关职能部门编写，征得分管领导的同意，提前一天送交医务部。

四十四　检验科"三严"规章制度

（一）目的

检验科工作以满足临床需要为主要目的，为确保工作质量，特制定"三严"（严格要求、严密组织、严谨态度）的规章制度。

（二）适用范围

1.本制度适用于全国医疗机构检验科和第三方检验机构。

2.本制度仅供参考。

（三）具体内容

1.各项工作必须严格要求，遵守规章制度，服从工作需要，科室人员要掌握好基本理论、基本技能和基础知识，努力钻研业务，不断学习先进技术。

2.科室必须严密组织各项工作，区分轻重缓急；急诊患者应尽快安排检查，出具检查报告。

3.必须以严谨态度认真工作，认真查对报告单各项要求，杜绝差错事故的发生。

4.以严肃、认真的态度对待室内质控和参加室间质评，决不允许出具假报告。一旦发现检验结果偏差过远或与临床诊断明显不符，应认真复查，并同临床医生联系，说明情况，共同查找原因。

5. 注意各种设备安全，严防差错事故，所有设备出现早期故障应立即上报医品部或设备科维修。

6. 严格按正规操作和技术操作规程进行实验，所有设备、仪器必须按照规定操作、使用及维护，并做好使用登记。

7. 科室人员一旦脱岗、失职等，应追究其相应责任，并对其做出相应处罚。

8. 科室不定期对"三严"执行情况进行检查，结果在全科会上通报。

四十五　检验科业务学习制度

(一)目的

为提高检验科工作人员的业务水平及更好地开展检验科工作，特制订本制度。

(二)适用范围

1. 本制度适用于全国医疗机构检验科和第三方检验机构。

2. 本制度仅供参考。

(三)具体内容

1. 坚持对科室全员进行基础理论、基本技能、基本知识(即"三基")的培养。

2. 坚持对科室全员进行严格要求、严密组织、严谨态度(即"三严")作风的教育。

3. 根据本专业特点和社会办学条件，采取有效的继续教育措施：一是科室组织业务、技术及基本理论学习；二是参加医院的各种形式业务学习；三是网上学习；四是自学成才。

4. 医院及集团组织的全院性学术活动、学术讲座，除值班人员外，其余工作人员都应参加学习，以达到跨专业、跨学科的了解沟通的目的。

5. 为使全院了解医院检验的新进展，科室每年在全院学术交流会上以专题讲座的形式讲课一次至二次，以达到相互了解和沟通。

6. 鼓励更高层次的教育。

四十六　鼓励开展检验科研、新技术、撰写学术论文制度

(一)目的

现代医学的迅速发展，不断给临床医疗技术人员提出新的课题，加强自身学习和认真钻研业务技术显得更加重要。工作中应能大胆探索、有所创新，使自己的理论水平和医疗技术水平不断向更高层次迈进。新技术的开展、学术论文的发表与交流、科研项目的完成，可表现一个医疗机构在本地区的领先地位和综合医疗技术水平。

（二）适用范围

1. 本制度适用于全国医疗机构检验科和第三方检验机构。
2. 本制度仅供参考。

（三）具体内容

1. 创造各种条件，积极鼓励、支持临床医疗技术人员发挥自己的优势和潜能。

2. 在开展新技术、撰写学术论文、进行科研时，科室视情况给予一定时间查资料或外出学习。科室办不到时，请示院领导帮助解决。

3. 如果需要经费，科室以报告形式申请，请示院领导和财务部给予一定帮助和支持。

4. 既使科室工作紧张，也应该安排发表论文的人员参加各种形式的学术交流会，并鼓励支持他们在各种刊物投稿，争取公开发表。

5. 凡获奖科研项目、论文、开展新技术，均记入个人档案作为晋升的条件，并上报医院申请给予奖励。

四十七　检验科医疗服务缺陷管理制度

（一）目的

为加强医疗服务缺陷的管理，防范医疗不良事件的发生，确保医疗安全，特制订本制度。

（二）适用范围

1. 本制度适用于全国医疗机构检验科和第三方检验机构。
2. 本制度仅供参考。

（三）具体内容

1. 在各种医疗服务活动中，应随时检查和完善管理制度和优质便民措施，以便创造更好的社会效益。使患者享受到高水平的医疗服务，不断提高医疗技术水平。

2. 门诊检验是服务窗口单位，应随时注意服务态度和落实便民措施，尽量缩短患者排队候检验报告时间，使患者尽早就诊。

3. 临检、生化、微生物室、免疫等各专业小组，应随时检查对住院患者的服务质量，精心检验，保证检验结果准确可靠。急诊应尽快出报告，尽量缩短各种预约检查时间。

4. 在各种制度的执行过程中，应根据实际情况随时修正，不断完善，并努力做到以制度服人，以制度管人。

四十八　检验科政治学习制度

(一)目的

坚持政治学习，不断提高政治思想觉悟和政治理论水平。

(二)适用范围

1. 本制度适用于全国医疗机构检验科和第三方检验机构。
2. 本制度仅供参考。

(三)具体内容

1. 学习内容：时事政治、法律法规、行风建设等。
2. 学习时间：一般情况每月一次。特殊情况根据需要安排。
3. 参加人员：检验科全体工作人员。必要时可邀请先进工作者、劳动模范等做报告。
4. 考核：以现场抽查或谈感想的形式进行，计入综合考核成绩。

四十九　检验科医德教育和医德考核制度

(一)目的

为规范检验科医德教育和医德考核管理，树立良好的医德医风，特制订本制度。

(二)适用范围

1. 本制度适用于全国医疗机构检验科和第三方检验机构。
2. 本制度仅供参考。

(三)具体内容

1. 医德教育。
(1)救死扶伤，实行社会主义的人道主义。时刻为患者着想，千方百计为患者解除痛苦。
(2)尊重患者的人格与权利，对待患者要不分民族、性别、职业、地位、财产状况，都一视同仁。
(3)文明礼貌服务。举止端庄，语言文明，态度和蔼，同情、关心和体贴患者。
(4)廉洁奉公。自觉遵纪守法，不以医谋私。
(5)为患者保守医密，实行保护性医疗，不泄露患者隐私与秘密。
(6)互学互尊，团结协作。正确处理与同行、同事间的关系。
(7)严谨求实，奋发进取，钻研医术，精益求精。不断更新知识，提高技术水平。

2.医德考核制度。

(1)把医德教育和医德医风建设作为目标管理的重要内容。

(2)认真贯彻执行《中华人民共和国基本医疗卫生与健康促进法》。

(3)医德考核以自我评价、专业小组、科室考核与上级考核,定期考核与随时考核相结合的办法进行。

(4)实行医德医风一票否决制。医务人员的医德考核结果与聘任、任职、提薪、晋升及评优直接挂钩。

(5)对医德考核优秀者,给予表彰和奖励,对医德考核较差者,应进行批评教育;对于严重违反医德规范、违反行政法律者,应给予相应处罚。

五十　检验科财产管理及赔偿制度

(一)目的

为规范检验科财产管理,保护科室财产安全,提高科内人员财产保护意识,特制订本制度。

(二)适用范围

1.本制度适用于全国医疗机构检验科和第三方检验机构。

2.本制度仅供参考。

(三)具体内容

1.财产管理制度。

(1)所有财产及所有仪器设备的有关资料,包括说明书、合格证、验收单等统一由管理部门建立仪器档案,集中管理。

(2)新添贵重精密仪器,由管理部门与使用科室按照有关资料共同验收,并详细鉴定其质量、规格、性能、备配件数、型号等,并登载于财产总账及仪器设备明细卡片,以资查考。

(3)科室各种设备应设立仪器明细卡片,一物一卡,确定使用,由保管员并签名。保管员更换时,应办理交接签名。

(4)贵重仪器设备的操作,必须专人专用,严格按照操作规程进行,并做到定期保养维护。

(5)科室负责人对全科的仪器设备负有全面督促检查之责,具体保管,则由指定的保管员和使用人员负责。共同使用、轮流值班使用的,在交接班时,应做好交接手续。

(6)严禁与仪器无关人员擅自动用仪器,若随意动用或违反操作规程而造成设备损坏的,视情节轻重给予责任者以纪律处分和赔偿损失。

(7)仪器设备在正常使用过程中损坏或发生故障,由科室通知维修人员及时维修。各科室不得自行拆卸、改装、维修。本院不能解决的,由医品部统一安排,与外单位联系解决。如违反操作规程等，致损坏设备的，应追究责任，做书面检查，并按规定赔偿。

2.赔偿制度。

(1)由工作失职、不负责任、违反操作规程，致使医院财产损失的，根据情节轻重，给予批评教育、处分或酌情赔偿。

(2)凡属使用太久以及在工作中正常操作时的器材损坏，经有关人员证明，可免于赔偿，但要填写报损单。

(3)遇有大批财物遗失、试剂失效，除及时向领导汇报外，应检查原因，追究责任。

(4)病员损坏东西，照价赔偿。

五十一　标本验收制度

(一)目的

对分析前的各个环节进行审核验收，包括对检验申请、患者准备、临床标本的采集与运输以及样品在检验科内的传输过程进行控制，以保证检验前样品的质量，避免因标本不规范带来的检验结果的错误。

(二)适用范围

1.本制度适用于全国医疗机构检验科和第三方检验机构。

2.本制度仅供参考。

(三)职责

标本验收责任人涉及临床医护人员、标本传送人员及相关检验科工作人员。其各自的职责如下。

(1)临床医生负责检验的申请，申请单的格式由医院统一制订。

(2)医护人员和检验人员均负责指导患者如何正确留取标本。

(3)门诊抽血人员和病房护理人员负责临床标本的采集，特殊标本由临床医生采集。

(4)标本运送人员负责临床各科室标本的收集和运输。

(5)检验科标本接收窗口工作人员及相关检验科工作人员负责对标本的信息、性状、盛放容器、标本量、标本采集时间等各项内容进行验收，并负责标本在检验科内的传输，以及不合格标本的拒收、退回，通知医护人员重新采集，并做好不合格标本登记。

(四)具体内容

1.对检验申请进行验收。

2.检验项目选择。

临床医生根据患者病情正确选择检验项目，检验科工作人员可为其提供检验项目的咨询，监督检验科服务对象选择的检验项目是否正确，检验科检验项目能否满足检验科服务对象的要求。

3. 检验申请单。

检验申请单统一采用电子申请单以保证申请单的规范。检验科标本接收人员必须明确检验科室接收标本的范围,非检验科室接收范围内的标本不予受理。检验科标本接收人员须对检验申请条码的以下内容进行验收。

(1)患者的唯一性标识,如门诊患者的诊疗号、住院患者的住院号。

(2)患者的姓名、性别、出生日期。

(3)患者就诊或住院的科别、床号。

(4)临床标本采集日期和时间是否在实验允许范围内。

(5)不同检验科的检验项目或项目的组合申请条码不可同时贴在同一标本上,但特殊情况除外,例如新生儿标本不易采集等。

(6)检验科收到标本的日期和时间与标本采集时间的差异是否会导致待测指标发生改变。

4. 对患者采集标本前的准备进行验收。

为了使检验结果能有效地用于临床,临床医护人员和检验人员应了解标本收集前影响结果的非病理性因素,如饮食、标本采集时间、体位和体力活动、患者用药等对标本采集的影响。

(1)饮食对标本采集的影响:食物成分的吸收可能对检测结果造成干扰,因此多数实验尤其是血液化学指标的测定会有特殊要求,如采血前应禁食12小时,保证测定结果的准确性。

(2)标本采集时间的影响:血液中不少有机物、无机物存在周期性变化,因此尽量在同一时间采集标本,以减少由不同时间采集标本造成的结果波动。

(3)体力活动对检测结果的影响:运动会引起血液成分的改变。因此,必须嘱咐患者在安静状态下或正常活动状态下收集标本。

(4)药物影响:药物对血、尿等成分的影响是一个十分复杂的问题。某些药物可使体内某物质发生变化,有些药物则会干扰实验,因此为了得到正确结果,必须事先停止服用某些影响实验结果的药物,如不能停用,临床医生在选择项目与解释结果时必须考虑药物的影响。在标本采集之前,工作人员应提出要求患者予以配合和服从的内容,采取切实措施,保证采集的标本符合疾病的实际情况。对于住院患者,依靠医护人员与患者的沟通及监督,对于门诊患者,检验科的标本接收人员需要对患者标本采集及保存进行指导和监督,以保证患者采集到合格有效的检验标本。

5. 标本转运过程的验收。

标本传送人员到各个病房收集标本,收集后送检验科。检验科工作人员审核从标本采集到检验科接收样品期间所需的特殊处理,如运输要求、密闭、冷藏、保温、立即送检等。

6. 标本的验收。

(1)样品的类型和原始采集部位是否正确,例如用于血气分析的标本应采集动脉血。

(2)盛放样品的容器是否符合要求,例如用于细菌培养的标本必须采用无菌容器盛放。

（3）采样量是否满足实验需要，如生化、免疫等用血量较大的检测项目采样量必须足够。

（4）抗凝剂、防腐剂的种类及含量是否正确，如凝血因子检测标本应采用 1∶9 比例的枸橼酸钠抗凝剂。

（5）标本的性状是否正常，如抗凝血标本是否有凝块，标本是否溶血等。

7. 登记记录。

（1）送检登记。

①采样人员在采样完毕时，核对标本信息并登记确认。

②标本收集人员必须清点标本个数是否与送检清单相符，并做好相关登记。

（2）送检样品送达检验科后，各专业小组工作人员应进行验收，检查标本质量，对不合格的标本，标本接收人员应填写"不合格标本记录表"并电话通知医护人员，以便及时做出快速处理，必要时电话通知相关采样人员，标本保留在检验科，做好醒目的"不合格"标记。

（3）样品在检验科内的传输。

各专业小组收到标本后，应按要求及时处理，属其他专业小组的标本应及时送至相应专业小组。相关专业小组收到标本后及时在 LIS 系统中核收标本，如发现系统提示"医嘱作废"，应及时联系护士站，确认是否取消检验。

（4）对于不可避免的影响因素，如高脂血症患者即使满足采样前准备等要求，仍不可避免高脂含量血清对化学分析的干扰，检验科工作人员应在检验报告中备注检测影响因素，给临床诊疗提供相关信息。

五十二　检验科仪器和试剂性能验证制度

（一）目的

对检验科仪器和试剂性能进行验证，确保检验仪器和试剂满足规定要求。

（二）适用范围

1. 本制度适用于全国医疗机构检验科和第三方检验机构。

2. 本制度仅供参考。

（三）具体内容

1. 检验方法或试剂更换前必须有书面申请，说明更换原因，报科主任或负责人批准后才能更换。

2. 在使用新方法、新试剂之前应做评价验证工作，内容如下。

（1）方法对比及偏差评估，以了解两种方法测定得到的结果是否相同或差异是否在允许范围内。

（2）分析方法的线性、偏差和不精密度评估，以了解分析偏差、不精密度、漂移等是否符合要求。

（3）更换的检验方法和试剂要有溯源性依据，更换方法应采用国际或国家有关科学文献或杂志公布的推荐方法，要有符合医学检验要求的程序，包括采样、处理、运输、贮存、检查项目的准备等。

（4）更换的新方法必须有性能要求，包括准确度、精密度、特异性、干扰因素的影响、分析灵敏度、检验结果的报告范围、线性、参考值范围、校准程序和室内质控规则等。

五十三　检验方法的选择、修改制度

（一）目的

为确保检验科的检验方法既能满足临床需求又能保证结果准确可靠，特制订本制度。

（二）适用范围

1. 本制度适用于全国医疗机构检验科和第三方检验机构。

2. 本制度仅供参考。

（三）具体内容

1. 根据临床要求选择开展的检验项目，必须满足临床需要。各检验科使用的检验方法必须能获得准确、可靠的实验数据，必须得到国家药品监督管理局（NMPA）的批准认可，不得使用已淘汰或已废除的检验方法。

2. 在检验科室使用的方法必须得到科主任的同意。

3. 所用检验方法的质量必须有校准程序和室内质控程序做保证。

4. 操作人员必须无条件地执行科室规定的检验方法，不得任意更改，如确需更改，必须履行科室的检验方法或检验试剂更改程序。

五十四　检验科教学制度

（一）目的

为提高教学水平及质量，完成教学任务，规范教学流程和方法，提高专业水平，特制订本制度。

（二）适用范围

1. 本制度适用于全国医疗机构检验科和第三方检验机构。

2. 本制度仅供参考。

（三）具体内容

1. 凡具有检验师以上职称的人员，均有教学和带教义务，任何人不准以任何理由拒绝教学任务。

2. 凡参加教学或带教人员，必须作风正派，尽职尽责，充分发挥自己的业务水平，搞好教学任务。

3. 对来检验科进修和实习的人员，由科主任/负责人指派专人带教。进修人员、实习人员要虚心学习，认真工作，不断提高自己水平，进修、实习完毕要进行考核，成绩计入进修表、实习表。

4. 要求主管检验师以上人员每年至少讲课一次，检验师至少讲课一次，其他人员视情况而定，讲稿由科内统一存档保存。

5. 对低年资工作人员，要积极争取得到更高层次的培训，使专业理论或技术水平得到相应的提高。

6. 每年根据工作需要定向选派有关人员外出参观（进修）学习、参加专业学习班，不断提高专业理论技术水平。

7. 鼓励检验人员积极撰写专业论文。在医院允许的情况下，优先安排发表了论文的工作人员参加有关学术活动。

8. 凡外出学习或参加各种专业会议的人员回来后，必须开展相应的工作，讲授有关的内容。

五十五　检验科磁盘、文档管理制度

（一）目的

为保证科室磁盘、文档的完整，便于查找利用，做好收集、立卷、保管等工作，维护文件档案的完整和安全，特制订本制度。

（二）适用范围

1. 本制度适用于全国医疗机构检验科和第三方检验机构。

2. 本制度仅供参考。

（三）具体内容

1. 计算机所有磁盘、文件必须有完整标识，必须登记并存档。

2. 存档的磁盘、文档设专人管理、专柜加锁，外借时须经领导批准，并进行登记。

3. 磁盘、文件建档，备份应有专人负责，科室研制开发的软件，研制者须将源程序备份，从外单位引进的磁盘、文件由引进者负责备份。

4. 网络数据由计算机管理人员定期进行备份及存档。每次备份或恢复数据文件后检查系统，以确保未发生意外更改。服务器设置两个以上硬盘，如系统备份时检查到错误，采用另一个未发生错误的硬盘进行备份及恢复数据。

5.存档的磁盘、文件，半年清查一次，以防止破坏或遗失。

6.计算机管理人员每年年初须将上一年所有信息数据及时拷贝存盘并移交资料室存档。

五十六　检验结果解释制度

（一）目的

检验结果是患者病情发展过程的客观证据，检验人员必须熟悉影响检验结果的各种因素，能对检验结果做出合理、正确的解释，解答临床医生及患者的问题。

（二）适用范围

1.本制度适用于全国医疗机构检验科和第三方检验机构。

2.本制度仅供参考。

（三）具体内容

1.合理地解释检验结果应考虑以下几个方面的因素。

（1）参考范围：1969年Grasbeck推荐用参考值一词代替正常值，至1977年得到公认；1978年国际化学联合会推荐有关使用方案。通常参考范围的确定是以大多数人常见的数据为基础，也就是参考总体中的99%、95%与80%的参考个体所分布的范围，其余则为可疑或异常。用于临床疾病诊断时，常以95%的参考个体测定值的分布范围为参考范围，其余5%的参考个体被划为异常。参考范围是解释检验结果正常与否的依据，但必须注意以下几个问题。

①生物属性带来参考范围的差异：主要是年龄、性别、民族、居住地域及妊娠等引起的差异。

②检验方法不同引起的差异：对于同一项目，检测方法目前可能有多种；即使使用同一种检测方法，由于仪器不同及试剂的来源不同，检测结果也不完全相同。因此各检验科应建立自己的参考范围，简单地引用文献、国外甚至厂商介绍的参考范围均不可取。

③注意两类错误问题：目前参考范围的制定多数是根据正态分布的原理，以均值±2 s作为参考范围的上限、下限，不论用什么方法，总是有少数正常人的测定值作为异常值来对待，而在患者中，又有少数人测定值在参考范围内。前者为第一类错误，即假阳性的错误，后者为第二类错误，即假阴性错误。尽管这两种错误发生的概率较小，属小概率事件，但解释结果时必须注意。这两类错误基本上发生在参考范围上限、下限附近，因此当测定值接近参考范围上限、下限时，临床上不要轻易下正常或异常的判断，最好过一段时间复查以对比分析。

④临界值的问题在定性测定中，判断阴性、阳性存在临界值的问题。目前许多定性测定、快速测定的方法（如干化学方法、胶体金免疫层析法等）使用不同厂家的试剂条，其灵

敏度并不相同，因此判断阴性、阳性的临界值并不相同，如测定粪便隐血，用化学方法的试纸条，灵敏度为 0.2 mg/L，而胶体金免疫层析的方法可达 5 pg/L。尿 10 项测定中，不同仪器、不同试纸条显示的结果是不同的。如尿蛋白测定"+"检出下限值为 300 mg/L，上限值为 2500 mg/L，而且这些快速方法与常规方法的临界值也不相同，如用胶体金免疫层析法做 HBsAg 测定，其敏感度一般为 2 ng/ml，但 ELISA 法测定可达到 0.5 ng/ml 甚至更低。目前，许多实验临界值如何界定尚无统一规定，临床解释结果时务必充分注意。

2. 敏感度及特异性。

敏感度及特异度是反映该检验项目临床应用价值的两项重要指标，所谓"敏感度"指的是某病患者该实验阳性的百分率，"特异度"指非某病患者该实验阴性的百分率。当前，没有一个项目的敏感度及特异度都达到 100%，因此存在着一定的假阴性或假阳性。一般来说，敏感度高的实验，阴性时对排除某病有价值；特异度高的实验，阳性时对确诊某病有意义。根据概率论的原理，可以根据该项实验的敏感度及特异度，计算出阳性似然比，并根据验前概率推算出验后概率，对临床诊断帮助意义更大。

3. 医学决定水平。

医学决定水平是一个阈值，高于或低于该值，据此决定对患者采取适当的措施。医学决定水平的应用可在临床诊断中排除或确认某种情况，或对某种疾病进行分级或分类，可提示医生采取不同处理的措施。例如：血清丙氨酸氨基转移酶（ALT）的测定，其参考值范围为 5~40 U/L。它有三个决定水平，第一个决定水平为 ≤20 U/L，可排除许多与 ALT 升高有关的病种；第二个决定水平为 >60 U/L，对引起 ALT 增高的各种疾病均应考虑，并应进行其他检查以求确诊；第三个决定水平为 >300 U/L，通常与急性肝细胞损伤有关，如病毒性肝炎、中毒性肝炎等。

4. 动态观察判断。

"窗口期"的问题在病毒性感染的疾病中比较明显，即使感染了某种病毒，其标志物的检测在一定时间内可能出现阴性，对此情况，可采取间隔一定时间后再行复查的办法予以核实。

5. 标本质量问题。

当检测结果异常或检测结果与临床不符时，应检查标本采集、保存、送检情况，有无溶血、乳糜血，还应考虑药物影响等，均应循证后进行复查。

6. 两次检验结果有差异的判断。

在排除标本采集错误或不合格的情况外，主要考虑两种情况：病情确实有了变化；实验误差引起。检查室内质控对于区分两种情况有帮助，但有时仅凭两次检查很难区别，可以多次检查后，从检验结果的变化趋势做出判断。

五十七　检验科隐私保护制度

（一）目的

注意保护患者的隐私，涉及患者隐私的结果必须保密。为维护患者权益，特制定本制度。

(二)适用范围

1. 本制度适用于全国医疗机构检验科和第三方检验机构。
2. 本制度仅供参考。

(三)具体内容

1. 患者隐私权主要涉及内容包括：患者个人身体的秘密，主要指患者的生理特征、生理心理缺陷和特殊疾病，如奇特体征、性器官异常，患有性病、妇科病等；患者的身世和经历等秘密，包括患者的出生、血缘关系，如系非婚生子女、养子女、生育婚恋史及其他特殊经历，患者的性生活秘密，包括夫妻性生活、未婚先孕、堕胎、性功能缺陷等，患者的家庭生活和社会关系秘密，包括夫妻生活关系，家庭伦理关系、亲属情感状况和其他各种社会关系。

2. 医疗行为中有/无意识地侵犯患者隐私的情形有如下几种。

(1)医生询问病情隐私被候诊患者或他人"旁听"。

(2)检验单随时公开，引出各种有关隐私被泄露。

(3)医学观摩未经患者同意，隐私变成"活教材"。

(4)床头卡曝光病情，泄露患者疾病隐私。

(5)以书面形式(撰写医学论著、科研论文等)公开患者隐私。

(6)少数医、技、管人员以口头形式宣扬患者隐私。

(7)病案管理人员由工作疏忽造成病案损坏、丢失、被盗而发生患者隐私泄露。

(8)电子病历技术的应用，由于网络系统不完善、操作人员不注意保密，密码被他人窃取进入医生、护士工作网站，患者隐私被泄露。

(9)少数院外办案人员调阅、复印病历，窥探到与本案无关的患者隐私内容，予以宣扬。

3. 为保护患者隐私，医护人员应做到如下几点。

(1)强化法律意识，提高道德修养：加强职业道德教育，严格区分正常介入隐私和利用职务之便侵犯患者隐私的界限，医务人员应按照技术操作规程办事。不仅执行职务的程度和方式必须合法，而且介入患者隐私行为的形式和内容也必须合法，即介入患者隐私的行为完全是基于诊疗患者疾病的目的，不在诊疗中做与治病无关的事，不问与诊断无关的话。

(2)强化保密意识，提高职业自律性：《中华人民共和国医师法》明文规定医生在执业活动中，有"关心、爱护、尊重患者的隐私"的义务，病案管理人员对患者的隐私了解较多，工作中对患者的隐私要严格保密，守口如瓶，不得外泄，不得宣扬、任意传播；更不能利用工作之便索取非法利益。

(3)加强患者的维权意识，提高患者自我保护能力：为了便于医生准确诊断，应积极主动配合，讲清有关个人秘密。同时，患者应懂得自己享有的一些权利，如要求医务人员为其保密，有权拒绝回答与诊治疾病无关的询问；当需要患者在就诊时协助医院完成教学或科研任务，并且在此过程有可能涉及患者隐私时，必须明确告知患者，并且要经过患者同意后方可进行。患者必须有知情同意权，医院应该履行义务告知权。对医务人员干涉、侵害自己隐私的行为患者有权向有关部门和领导反映，要求处理；对严重侵犯自己隐私，并造成一定后果的行为，要学会运用法律武器来维护自己的合法权益，捍卫自己的人格尊严。

（4）加强就医环境的改造、设施更新，使患者隐私能够得到最大限度的保护，检验人员要妥善保管好患者检验单，核对好被检验者后，方能发给其检验报告。艾滋病抗体初筛，检验科要严格保护患者隐私。

（5）加强病案管理与监督，提高病案使用者保护患者隐私权的意识。认真落实病案借阅制度，病案的外调、复印制度，病案保密制度，不得以口头形式或书面形式公开病案中的隐私。

五十八　检验科工作查对制度

（一）目的

本制度对科室工作人员在日常工作查对和交接班等任务进行了明确规定，旨在保证检验科安全及医疗安全，避免差错及纠纷的发生。

（二）适用范围

1. 本制度适用于全国医疗机构检验科和第三方检验机构。
2. 本制度仅供参考。

（三）职责

1. 科主任负责对检验科工作查对和交接班制度的制订。
2. 副主任负责落实各项具体措施，并监督贯彻执行。

（四）具体内容

1. 采集者在门诊标本采集前，须仔细核对发票和条码标签内容，如患者姓名、年龄、检验项目、标本容器等，并与患者本人进行交流以确定患者身份，确定无误后扫描真空管或标本盒上的条码进行信息绑定，并根据相应操作程序进行采集。

2. 接收标本须严格实行核对制度，包括对姓名、性别、年龄、住院号（门诊号）、病床号、标本类型、标本量、容器、标识、检验目的等的审核，所送标本必须与条形码上标本信息相符，不符合要求的应退回重送。在核对检验标本的同时，应查对临床医生检验申请是否正确、完整、规范，如有不符合要求者，应予退回，要求在纠正以后，再予接收。

3. 报告单审核时，认真查对检验报告内容，包括检验项目中文名称、报告单位、标本类型、参考范围、异常值提示、唯一编码、标本采集和接收日期时间、报告日期时间、备注、检验者和报告者的双签字。报告单书写必须规范，打印清晰、严禁涂改。

4. 在报告单发放过程中，严格执行查对制度，避免标本漏测、报告单漏发。门诊报告凭患者的发票或检验报告领取凭证领取检验单。病区报告单打印后,检查核对有无漏打,确认无误后由专人在当日下午送到病房各科室,避免丢失、遗落,由病房护士核实接收。报告单如有丢失,各检验科负责查找记录并补发报告。

5.标本完成检测后,将已检验的标本按序存放在冰箱内,记录贮存的标本数并签字,以备查询和复查。

6.下班前做好交接班工作,交接双方面对面交班,并在交接班本上记录和签名,部分标本的转送工作(细菌培养标本、细胞学分析标本等)及重要的交班内容应详细记录,并向科主任汇报。

7.值班人员必须准时接班,上一班值班人员必须等待接班人员交接完毕方可离开工作岗位,以保证交接班不脱节。如接班人员未到而自行离岗,依据医院有关规定进行处罚。

8.工作期间认真做好各项记录,包括急诊标本报告记录、危急值报告记录等。

9.下班前,由值班人员检查水、电、门窗、仪器安全情况,发现异常及时报告。

五十九　检验科处理抱怨程序制度

(一)目的

抱怨往往提示检验科存在着尚未得到认识的漏洞或问题,为正确处理好抱怨、巩固和完善检验科质量体系,特制订本制度。

(二)适用范围

1.本制度适用于全国医疗机构检验科和第三方检验机构。

2.本制度仅供参考。

(三)具体内容

1.要严格按照质量控制程序,认真核对检验单与标本上的科别、病区、床号、患者姓名、性别等是否一致。

2.检查检验单上的被检物、检验目的是否与所留标本相符,如果不符,要立即通知临床医生,重新留取标本或更换检验单。

3.所留标本必须符合要求,应在规定时间内送到检验室,检验人员必须立即检验,以免引起检验结果误差。

4.检验结果与临床不符,易引起临床抱怨,应主动与临床联系是否由应用某些药物引起(如尿蛋白在应用大量青霉素后易引起假阴性等)。必要时应复查。

5.如有差错发生,引起临床抱怨,检验人员应将所有的工作程序逐一审核,并主动给予临床解释,及时纠正。

6.对患者不能透露的疾病,检验人员一定要保守秘密,不得向患者透露病情,以免造成不良结果引起临床与患者的抱怨。

7.对患者所做检验结果,原则上检验人员不向患者解释,避免与临床医生解释不一致，造成误会，应统一由临床医生解释。

六十 检验科电气设备的安全管理制度

(一)目的

为安全有效地使用各种电气设备，使各种电气设备处于安全可靠的环境中，减少电气设备的事故隐患，特制订本制度。

(二)适用范围

1. 本制度适用于全国医疗机构检验科和第三方检验机构。
2. 本制度仅供参考。

(三)具体内容

1. 各专业小组电气设备必须由医院专职电工及仪器厂家工程师负责安装，不得随便乱拉电线。
2. 电气设备及仪器应安装在清洁、干燥的地方，防止火灾，漏电或受潮。
3. 爱护仪器设备，定期定时对仪器进行保养检查，以发现事故隐患。
4. 仪器操作要由专职人员按产品说明书进行，不得违反规定操作，非专业人员不准使用仪器。
5. 要按程序关闭电气设备，切断电源。
6. 做好交接班工作，保证用电安全。

六十一 检验科安全生产管理制度

(一)目的

为保护检验科工作人员在检验科内的安全和健康，特制订本制度。

(二)适用范围

1. 本制度适用于全国医疗机构检验科和第三方检验机构。
2. 本制度仅供参考。

(三)目的

1. 检验科制度明确，分工合作，责任到人，由科主任统一安排科室工作人员实行固定及轮班制，做好各室检验工作。
2. 各室负责人负责各室水、电、门窗的安全管理工作，做好交接班工作，保证用电、用水等安全，科主任负责督导检查。

3.成立院内感染领导小组,定期(一个月)或不定期对各室院内感染工作督导检查并记录。

4.成立检验科质量控制管理小组,对各室质量工作进行检查并记录。

5.科室仪器由专人负责操作,坚持持证上岗,负责做好室内质控和室间质评工作,保证检验质量。

6.科室试剂由专人负责保管,建立健全试剂管理合理制度、保证试剂质量。

六十二　检验科配备安全设备和个人防护用品的制度

(一)目的

为合理配备安全设备和合理使用个人防护用品,特制订本制度。

(二)适用范围

1.本制度适用于全国医疗机构检验科和第三方检验机构。

2.本制度仅供参考。

3.本制度的解释权归属集团医疗管理中心。

4.在此之前施行的文件制度与本制度规定内容相冲突时,以本制度规定为准。

(三)具体内容

1.检验科集中设置,统一管理。由科室负责申请检验安全设备、报请医院批准,由医品部统一购买。

2.科室做好水电、门窗的安全管理工作,由专人负责,各室有防火、防盗、防蚊蝇等装备。

3.特殊检验的检验科如微生物检验科、HIV 抗体筛查检验科要有生物安全柜,进行传染性疾病的检验工作时应在生物安全柜内进行。

4.做好个人防护。各室均配有一次性 PC 手套及乳胶手套,进行特殊检验各室要配备一次性隔离衣、防水隔离衣、防护镜等。

六十三　检验科医疗安全教育制度

(一)目的

以患者为中心,提高全员医疗安全意识。

(二)适用范围

1.本制度适用于全国医疗机构检验科和第三方检验机构。

2.本制度仅供参考。

（三）具体内容

1. 保持经常性的医疗安全教育，树立以质量为核心的服务思想。
2. 健全院科两级医疗安全管理组织，落实管理人员职责。
3. 严格执行各种医疗制度和各种诊疗操作规程，做到定期检查和经常性监督。
4. 落实医疗缺陷报告制度。
5. 加强业务培训，强化全员质量教育，全面提高医务人员技术水平。
6. 强化职业道德建设，规范医务人员的语言、行为，提高服务质量。
7. 正确妥善处理医疗纠纷，严防矛盾激化。

六十四　检验科一次性使用医用器具的管理制度

（一）目的

为规范一次性使用医用器具的购买和使用，特制订本制度。

（二）适用范围

1. 本制度适用于全国医疗机构检验科和第三方检验机构。
2. 本制度仅供参考。

（三）具体内容

1. 医院感染管理科或专职人员负责对本单位一次性使用医用器具的采购、使用管理及回收处理进行监督，并对购入产品的质量进行监测。
2. 医院所购一次性使用医用器具的生产厂家，应具有医药部门和省级以上卫生行政部门颁发的"生产许可证"和"卫生许可证"。
3. 每次购置，必须进行质量验收，做到订货合同、发货地点及货款汇寄账号与生产企业相一致；并查验每一批号产品的检验合格证、消毒日期、出厂日期和有效期。
4. 建立登记账册，记录每次订货与到货的产品名称、数量、规格、单价、产品批号、消毒日期、出厂日期、卫生许可证号、有效期及供需双方经办人姓名等。
5. 严格保管，不得将包装破损、超过灭菌有效期，以及包装上未注明出厂日期和有效期的一次性医用器具应用于临床。
6. 使用时若发生热原反应、感染或有关医疗事件，必须按规定登记发生时间、种类；受害者临床表现、结局；涉及的一次性器具的生产单位、生产日期、批号及供货单位、供货日期等，并及时上报。
7. 一次性医用器具使用后，必须毁形或无害化处理，严禁重复使用或回流市场。

六十五　检验科一次性医疗用品用后消毒制度

(一)目的

为规范检验科一次性医疗用品用后消毒处理，保证医疗安全，防止院内感染情况发生，特制订本制度。

(二)适用范围

1.本制度适用于全国医疗机构检验科和第三方检验机构。

2.本制度仅供参考。

(三)具体内容

1.使用过的采血针、血红蛋白吸管、注射器、破碎试管等损伤性废物一律放入锐器盒，防止锐器刺伤；大便容器、尿杯等按感染性废物及分类收集，废弃的血液标本装入黄色污物袋专人收集，避免污染。

2.浸泡时要求消毒液面超过医疗用品。

3.配制消毒剂时，要精确保证消毒液有效浓度。

4.配制的消毒液当天使用，每日更换一次。

5.充分了解消毒剂性质，注意影响消毒效果的因素。

6.加强消毒液浓度监测。

7.防止消毒液的再次污染。

六十六　检验科尖锐器具安全使用制度

(一)目的

为保障检验科尖锐器具的安全使用，特制订本制度。

(二)适用范围

1.本制度适用于全国医疗机构检验科和第三方检验机构。

2.本制度仅供参考。

(三)具体内容

1.所有尖锐器具包括一次性穿刺针和一次性针管都必须符合国家卫生消毒标准，过期或包装漏气都不得使用。

2.一次性穿刺器具使用，严格按照一人一针原则。

3.使用完毕后的尖锐器具如针头、穿刺针等，直接放在耐刺伤防渗漏的锐器盒内，密封转运至指定点销毁。

4. 用后的一次性医疗用品尖锐器具不得重复使用。

5. 禁止将使用后的一次性针头重新套上针头帽，也不可徒手毁坏用过的注射器。

6. 工作过程中不慎被 HIV 等传染病污染的尖锐物体刺伤，立即将伤口血向外挤出，用肥皂水冲洗，再用 0.5% 碘伏消毒伤口。若被 HIV 污染的尖锐物体刺伤，同时在 24 小时内服用 AZT 预防，查血清 HIV 抗体阴性，在 4 周、8 周、12 周、6 个月时再进行检查。若被 HBV 污染尖锐物体刺伤，查血 HBV 抗体阴性，应在 24 小时内注射乙肝免疫高价球蛋白，皮下注射乙肝疫苗 10 ug、5 ug、5 ug(按当时、1 个月、6 个月间隔)。

7. 锐器盒要做好四分之三标识线，锐器盒装至四分之三处时必须密封转运至指定点销毁。锐器盒启用后时间不能超过 48 小时，要做好启用时间和封口时间及分类质量等详细记录。

六十七　检验科信息管理制度

(一)目的

规范检验科信息系统的管理，确保检验数据的安全、有效。

(二)适用范围

1. 本制度适用于全国医疗机构检验科和第三方检验机构。

2. 本制度仅供参考。

(三)具体内容

1. 检验科信息管理系统由功能、信息、组织管理、资源、培训、质量管理、联机检索等组成。

2. 科室应采用通用性能高的软件系统，同时应考虑到与院内网络、当地其他检验机构及检验中心的连接，以实现资源共享。

3. 检验科所有患者检验信息应列入网络管理系统。

4. 科室设有专人进行网络管理，不同的操作者有不同的操作权限。

5. 所有进入内网连接的计算机一律不准外来磁盘、U 盘等电子设备上机操作，连接仪器的计算机不能接入外网连接，应连接医院内网以防网络病毒。

6. 计算机发生故障时，要及时与科室的网络管理员和信息中心联系，不得擅自越权操作。

7. 科主任授权各级人员使用计算机。

8. 只有检验科工作人员可使用检验科的计算机设备。

9. 检验科工作人员可以凭个人密码进入网络系统，访问患者数据，输入数据。

10. 被授权的审核人员可以更改数据，但应予以记录并说明更改数据的原因。

11. 只有计算机管理人员可以更改系统。

12. 计算机设备放置在稳固的台面，防振、防尘、防磁、防潮。

13. 计算机存放区有随时可用的灭火设备。

14. 工作人员定期对通行区内的电线和计算机缆线进行检查、维护并记录。

六十八 检验科考勤制度

（一）目的

为了规范检验科考勤管理，严肃工作纪律，提升员工的敬业精神，特制订本制度。

（二）适用范围

1. 本制度适用于全国医疗机构检验科和第三方检验机构。

2. 本制度仅供参考。

（三）具体内容

1. 检验科所有检验人员都要严格遵守医院的各项规章制度，不迟到、不早退、严格遵守上下班制度，执行请销假制度。

2. 组长具体负责各室人员的考勤工作，安排好值班及休班，保证日常检验工作的正常进行。

3. 检验科主任定期或不定期对检验科所有人员进行考勤，对于有缺勤或脱岗等情况的人员，按照医院有关规定进行惩罚。

4. 检验科定期或不定期接受医院的人员考勤检查，对于有违反医院考勤制度的，按照医院有关规定进行惩罚。

六十九 检验科安全防护制度

（一）目的

为规范检验科安全防护工作，保护检验科工作人员安全，杜绝院内感染情况发生，特制订本制度。

（二）适用范围

1. 本制度适用于全国医疗机构检验科和第三方检验机构。

2. 本制度仅供参考。

（三）具体内容

1. 要有专人对检验科安全进行定期检查，发现并排除安全隐患。每年根据国家和当地要求对制度进行更新，定期对安全标准操作规程及实施情况进行检查。

2.认真贯彻落实医院的各项安全制度，保证检验科日常检验工作的顺利进行。

3.检验科负责人应为检验科工作人员制订标准操作规程或生物安全手册，其中应包括生物安全规程，并由专人负责保管与监督执行。

4.各检验科有关人员须每年接受培训考核上岗，工作人员除具有专业学历以外，还要有对应的专业技术培训和考核，掌握检验科的技术要领，熟悉检验科规章制度，适应检验科的工作环境。

5.各检验科应配备有相应的个人防护装备，如手套、工作服、实验服、面罩、护目镜、鞋套等。

6.在实验操作过程中，应严格遵守标准化操作规程操作，严格执行标本采集、运送、检验、复核等一系列操作规程。各种试剂和化学品均应贴有标签，放置于合适的位置，实验台上不放置不必要的物品。

7.所有用过的实验用品，如血样管、血液标本、一次性吸嘴等，置于专用污物袋内送去焚烧；用过的抹布、地板擦等要经过消毒处理。

8.严禁在检验科内进食、饮水和吸烟。严禁在检验科用嘴吸取液体。

9.操作过程中特别注意防止被注射器、针头、刀片、玻璃制品等锐器刺伤或划伤，禁止将使用后的一次性针头重新套上针头套。

10.每天工作结束，工作台面和地面要用消毒剂进行消毒。

七十　检验科业务学习、业务培训及考试考核制度

（一）目的

通过业务学习、业务培训及考试考核，不断提高检验科工作人员政治思想觉悟和业务技术水平。

（二）适用范围

1.本制度适用于全国医疗机构检验科和第三方检验机构。

2.本制度仅供参考。

（三）具体内容

1.政治学习按院内部署进行，业务学习由科内组织，凡院、科组织的各项活动，全科工作人员均应积极参加。

2.科内结合实际情况原则上每月安排一次讲课。各室可根据具体情况组织专题研讨。

3.要求主管检验师以上人员每年讲课至少三次，检验师至少一次，其他人员视情况而定，讲稿由科内统一存档保存。

4.对低年资工作人员，要积极争取得到更高层次的培训，使专业理论或技术水平得到相应的提高。

5.每年根据工作需要定向选派有关人员外出参观（进修）学习、参加专业学习班，不断

提高专业理论和技能水平。

6. 鼓励检验人员积极撰写专业论文。在医院允许的情况下，优先安排有科研论文发表的工作人员参加有关学术活动。

7. 凡外出学习或参加各种专业会议的人员回来后，必须开展相应的工作，向全科宣讲有关的内容。

8. 政治考试考核按院方规定执行。业务考试考核每年进行四次，每季度一次，考试成绩记入个人档案。

七十一　检验科专业技术人员管理与持证上岗制度

（一）目的

为规范检验科专业技术人员管理与持证上岗，特制订本制度。

（二）适用范围

1. 本制度适用于全国医疗机构检验科和第三方检验机构。

2. 本制度仅供参考。

（三）具体内容

1. 专业技术人员的录用：将用人计划数量和资历填表后上交人力资源部，经院委会通过后由总经理或人力资源部主办。

2. 新入职员工进科时应接受岗前培训，内容包括规章制度、质量管理体系文件、生物安全防护等，熟悉科内相关制度和各种操作、诊疗常规和作业指导书，明确职责，掌握各种检验样本的采集、保存、检验方法，能及时、准确、完整、清晰地发出检验报告和其他医疗文书；试用期三个月，考核后上岗。

3. 新入职员工在工作的一年时间内，初步熟悉各专业技术，期满后接受转正考试。科室对新入职员工转正定级时应对其政治表现、品质和体质、工作态度、业务技能、理论水平、工作成绩进行认真的全面考试和考核，写出书面鉴定。对新调入的工作人员，应根据具体情况进行必要的指导、训练和考核，合格者方可上岗。

4. 鼓励专业技术人员进修学习、学历深造和职称晋升。

5. 专业技术人员绩效考核参照人员培训管理程序以及科室和人力资源部相关规定，奖惩参照医院和检验科奖惩制度。

6. 检验科业务工作人员必须持有检验专业大专以上毕业证并获得检验士以上（包括检验士）资格证才能独立上岗。

七十二 检验科设施设备检测维护制度

（一）目的

保证检验科工作人员对各类检验仪器的安全使用，保证检验工作的正常运转，确保检验工作的顺利进行。

（二）适用范围

1.本制度适用于集团各下属医疗机构（不含美国、欧洲、东南亚等境外、海外医疗机构）。集团通过技术咨询等协议提供经营管理指导等服务的相关医疗机构参照本制度执行。

2.适用于检验科内的各种检验仪器。

（三）职责

1.检验科所有工作人员必须以本制度规范自己的工作。

2.检验科主任负责检查和监督。

（四）具体内容

1.检验科内各种设施要符合相关规定，使用的所有仪器应经过安全使用认证。检验科供电线路中必须安装断路器和漏电保护器。

2.检验科内大型仪器、设备、精密仪器，由专人负责保管、登记、建档，仪器设备的使用者，须经专业技术培训。

3.检验科内仪器设备应在检定和校准的有效期内使用，并按照检定周期的要求进行自检或强检，对使用频率高的仪器，按规定在检定周期内进行期间核查。具体的仪器设备管理见程序文件《仪器设备使用和维护程序》。

4.主要仪器设备应建立使用记录，有操作规程、注意事项、相关技术参数和维护记录，并置于显见易读的位置。仪器使用者必须认真遵守操作规程，并做好仪器设备使用记录，定期维护仪器设备。

5.仪器设备所用的电源，必须满足仪器设备的供电要求。用电仪器设备必须安全接地。电源插座不得超载使用。仪器设备在使用过程中出现断路保护时，必须在查明断电原因后，再接通电源。不准使用有用电安全隐患（如漏电、电源插座破损、接地不良、绝缘不好等）的设备。

6.仪器设备在使用过程中发生异常，随时记录在仪器随机档案上，维修必须由专业人员进行，并做维修记录。

7.仪器设备使用结束后，必须按日常保养进行检查清理，保持良好状态。

8.所有仪器设备应加贴唯一性标识及准用、限用、禁用标志。

9.长期用电设备（如冰箱、培养箱）应定期检查，并记录运行情况。

10.因故障或操作失误可能产生某种危害的仪器设备，必须配备相应的安全防护装置。

11.使用直接接触污染物的仪器设备前，必须确认相应的安全防护装置能正常启用。实验工作完成后，必须对接触污染物的仪器设备进行相应的清洗、消毒。

12.科内应指定专人对安全设备和实验设施/设备进行维护管理，保证其处于完好工作状态。仪器设备较长时间不使用时，应定期通电、除湿，并应有记录，保持设备清洁干燥。例如，每年应对生物安全柜进行一次常规检测维护，须特别关注高效过滤器，定期对离心机的离心桶和转子进行检查。

13.高压灭菌器使用时，定期进行生物学指示剂检测。

14.冰箱应定期化冰、清洗，发现问题及时维修。实验区冰箱内禁止存放个人物品及与实验无关的物品。

15.所有仪器设备在进行运出检验科维修和维护保养前必须消毒。

七十三　新技术、新项目准入制度

(一)目的

规范新技术、新项目准入。医疗新技术是指近年来在国内外医学领域具有发展趋势的新项目(即通过新手段取得的成果)，在本院尚未开展过的项目和尚未使用的临床医疗新手段。

(二)适用范围

1.本制度适用于全国医疗机构检验科和第三方检验机构。

2.本制度仅供参考。

(三)具体内容

1.医疗新技术准入及临床应用管理组织。

医疗质量与安全管理委员会全面负责新技术的准入及临床应用管理工作；科室医疗质量与安全管理小组负责科室拟开展新技术的初审及新技术开展的日常监督工作；医务科具体负责新技术的申报登记及新技术临床应用情况的动态管理。

2.新技术准入管理。

(1)医疗新技术准入管理按照《医疗技术临床应用管理办法》的要求实行分类管理。

①第一类医疗技术是指安全性、有效性确切，医疗机构通过常规管理在临床应用中能确保其安全性、有效性的技术。

②第二类医疗技术是指安全性、有效性确切，涉及一定伦理问题或者风险较高，卫生行政部门应当加以控制管理的医疗技术。

③第三类医疗技术是指具有下列情形之一，需要卫生行政部门加以严格控制管理的医疗技术；涉及重大伦理问题；高风险；安全性、有效性尚需经规范的临床试验研究进一步验证；需要使用稀缺资源；卫健委规定的其他需要特殊管理的医疗技术。

（2）新技术准入必备条件。

①拟开展新技术应符合相应国家的相关法律法规和各项规章制度的规定。

②由卫生行政部门批准的相应诊疗科目。

③拟开展新技术的主要人员为具有执业资格并在本院注册、能够胜任该项医疗技术临床应用的专业人员。

④有与开展该项新技术相适应的设备、设施和其他辅助条件，并具有相应的资质证明。

⑤医院伦理委员会审查通过。

⑥新技术承担科室及主要人员近3年相关业务无不良记录。

⑦有拟开展新技术相关的管理制度和质量保障措施。

⑧符合卫生行政部门规定的其他条件。

3. 新技术准入审批流程。

凡引进本院尚未开展的新技术、新项目，首先须由所在科室进行可行性研究，在确认其安全性、有效性及具备相应的技术条件、人员和设施的基础上，经科室集中讨论和科主任同意后，填写《开展新技术、新项目申请表》（以下简称申请表），交医务科组织审核和集体评估。

①拟开展新技术属第一类医疗技术的，科室填写申请表交医务科，由医务科组织审核和集体评估，经分管院长批准后开展。

②拟开展新技术属第二类医疗技术的，由医务科委托科室质量与安全管理小组依据相关技术规范和准入标准进行初步评估，形成可行性研究报告；提交医务科后15个工作日内由医务科组织医疗质量与安全管理委员会及伦理委员会，由专家评审；评审通过后，由医务科向省卫生厅申报，由省卫生厅或省医学会组织审核，审批通过后可开展。

③拟开展新技术属第三类医疗技术，按照卫健委《第三类医疗技术临床应用能力技术审核申请及审核流程》进行申报审批。

4. 所需提交材料。开展第二类、第三类医疗技术时，应当提交医疗技术临床应用可行性研究报告。

（1）医疗机构名称、级别、类别、相应诊疗科目登记情况、相应科室设置情况。

（2）开展该项医疗技术的目的、意义和实施方案。

（3）该项医疗技术的基本概况，包括国内外应用情况、适应证、禁忌证、不良反应、技术路线、质量控制措施、疗效判定标准、评估方法，与其他医疗技术诊疗同种疾病的风险、疗效、费用及疗程比较等。

（4）开展该项医疗技术具备的条件，包括主要技术人员的执业注册情况、资质、相关履历，医疗机构的设备、设施、其他辅助条件、风险评估及应急预案。

（5）医学伦理审查报告。

（6）其他需要说明的问题。

5. 新技术临床应用管理。

（1）新技术分级评估。

①新技术审批通过后，由医疗质量与安全管理委员会组织并邀请部分院外专家（至少

包括同级别医院相关专业专家 3 名）对新技术进行分级评估。

②根据新技术的科学性、先进性、实用性等分为四个等级：特级新技术是指国际领先、国内首例，在国际医学领域产生重大影响的技术；国家级新技术是指国内领先，在国内医学领域产生重大影响的技术；省级新技术是指省内领先，在省内医学领域产生重大影响的技术；院级新技术是指在本院首次开展的技术。

③凡申请特级和国家级新技术的科室，须提供正式查新检索机构的查新证明。

④新技术临床试用期质量管理。

a. 新技术临床试用期间（为期 3 年），实行医疗质量与安全管理委员会、科室医疗质量与安全管理小组及项目负责人三级管理体系。

b. 医疗质量与安全管理委员会全面负责新技术的临床应用管理，由医务科负责具体工作，组织专家进行跟踪评估，并建立技术档案；科室医疗质量与安全管理小组督促医疗技术按计划实施，定期与医务科联系，确保医疗新技术顺利开展；项目负责人应对新技术的开展情况的安全、质量、疗效、费用等情况进行全程追踪管理和评价，并及时记录，及时发现开展过程的安全隐患或技术风险，及时总结评估。

c. 医院对新技术实行档案管理，新技术均应建立技术档案。其内容包括新技术审批表、相关证明材料、中期总结材料、结题总结材料与发表的相关论文等。

d. 新技术必须按计划实施，凡中止或撤销新技术须由医疗质量与安全管理委员会批准并报医务科备案。对不能按期完成的新技术，项目负责人必须向医疗质量与安全管理委员会提供详细的书面材料说明原因，医疗质量与安全管理委员会有权根据具体情况，对项目负责人提出疑问、批评或处罚意见。

⑤中期评估：新技术实施过程中每年进行一次总体评价。评价内容应包括以下几点。

a. 新技术开展总体进展情况，包括已开展的例数、完成的效果及完成预定目标的情况等。

b. 新技术开展过程中的管理情况，包括实施人员资质、设备与药品、技术损害、告知义务履行情况，是否存在违规行为及采取的措施等。

c. 提出下一阶段工作重点及应注意的问题。

⑥结题总结：新技术试用期结束后 1 个月内，由医务科组织医疗质量与安全管理委员会针对新技术开展情况进行总结。评价内容基本同中期评估，但以评价新技术的社会效益为主，书写结题报告并报医务部存档。

开展新技术的科室和人员不得将获准试用的新技术在其他医疗机构应用，经过相关部门批准或者紧急救援、急诊抢救的情形除外。

⑦暂停新技术临床试用的情况，在新技术临床试用期间，发生下列情形之一的，应当立即暂停新技术临床试用，由医务部组织专家进行调查，将调查情况报医疗质量与安全管理委员会讨论，以决定是否恢复临床试用：发生重大医疗意外事件的；可能引起严重不良后果的；技术支撑条件发生变化或者消失的。

⑧新技术临床试用期间鼓励政策。新技术临床试用期间，对于按计划顺利开展、产生良好经济和社会效益的新技术，按照一定比例给予资金扶持和奖励。

七十四　检验科标本接收制度

(一)目的

为有效地控制检验科标本质量,保证检验质量和医疗安全,特制订本制度。

(二)适用范围

1. 本制度适用于全国医疗机构检验科和第三方检验机构。
2. 本制度仅供参考。

(三)具体内容

1. 临床标本送检时必须由医师填写检验申请单,按检验项目填写完整,字迹清楚,项目明确。

2. 标本容器应清洁、干燥,无渗漏,容器适宜,标签完整、清晰。标签内容应包含科别、患者姓名、床号、收集时间等。

3. 检验科人员不得擅自更改医师检验申请单的内容,发现错误或送检项目不明确,应与申请医师联系,由申请医师本人或上级医师更正或说明。

4. 检验科与临床各科室协商,对各种标本的采集方法、收集、传递与送检方式、送检时间、检验报告签发时间、急诊项目的范围、标本容器的供应以及对检测样本质量等做出明确的规定,报医院审批后实施。

5. 对质量要求不达标的送检样本,检验人员有权拒收,但需要及时向临床科室说明原因,并提出改进意见。

6. 急诊项目,医师应在申请单右上角注明"急"字。

7. 一次采集的标本需要做多项检验,应按照项目类别,分别填写检验申请单,并在标本容器上注明标本号和项目。

8. 采集和传送标本时,严禁标本污染容器外部和周围环境,以免造成检验人员的院内感染。

9. 检验科接收标本检验单时,要检查填写是否规范,检查临床诊断、检验标本和检验项目的填写是否清楚,缴费手续是否完成等。

10. 检验科接收标本时,需要查对科别、姓名、性别和标本的数量和质量。

七十五　检验科仪器报废退出制度

(一)目的

为保证检验科各专业小组的所有仪器正常运转,设备的管理符合现行法律法规及卫生行政部门标准的要求,保证检验结果的准确性,应规范仪器的报废退出机制。

(二)适用范围

1.本制度适用于全国医疗机构检验科和第三方检验机构。

2.本制度仅供参考。

(三)具体内容

1.仪器报废退出条件。

(1)检验科的仪器超过使用年限,达到或超过仪器的使用寿命。

(2)技术落后、主要结构陈旧、精密度无法保证、效率低下的老旧仪器。

(3)性能指标不能达到临床检验科质量要求,精密度和准确度无法达到行业要求,空白检测、携带污染率等已经无法达到制造商声称的指标的仪器。

(4)故障多,维修后仍然不能达到规定的性能标准或不能正常使用的仪器。

(5)多次无法获得良好或及格的室间质评结果的仪器。

(6)超过安全使用期限,继续使用可能发生危险,引起事故的仪器设备,如高压灭菌设备等。

2.流程。

(1)出现上述情形时,检验科应向医品部提交仪器报废申请,并组织相关人员对仪器进行评估,仪器报废报告的内容应包括以下四个方面的内容:①仪器的介绍;②仪器的现状,包括技术、使用年限、损坏程度、预计修理费用等;③仪器报废的原因分析;④仪器报废的拟处理方法。

(2)仪器报废报告经相关部门审批后,更新仪器档案信息,按国家或医院规定进行无害化处理,再搬离临床检验科。

3.报废仪器无害化处理。

(1)去除危险品和感染性物品。所有装危险或感染性物质的容器必须从报废仪器上去除,危险或感染性废物处置应该按照国家相关规定的要求进行。

(2)仪器去污染处理。仪器报废前必须对仪器进行去污染处理,以免在报废仪器运输或处置过程中对环境和人员造成危害。仪器去污染最好按照制造商的说明书进行,也可以根据仪器以前使用过程中存在的污染严重性进行评估,然后采用相应去污染措施。经去污染处理后的仪器可以挂上"已经去污染处理"的标签。

(3)去除保密信息,保留有患者信息或其他机密信息的仪器,应将信息转移到另一种介质进行存储。然后对报废仪器内信息进行删除,并确认信息删除的有效性。

七十六　检验科廉政建设制度

(一)目的

为做好检验科廉政工作,保证检验质量和医疗安全,特制订本制度。

（二）适用范围

1.本制度适用于全国医疗机构检验科和第三方检验机构。

2.本制度仅供参考。

（三）具体内容

1.检验科人员必须认真学习，坚决贯彻国家有关检验工作的政策和法规，严格把好工程质量检测关。

2.全体工作人员必须廉洁奉公，切实做到严守法纪、秉公尽责。

3.坚持科学态度，严格按国家和地方颁布的规范、标准进行检测，按检测程序办事，以检测数据为依据，尊重客观事实，不弄虚作假

4.严明纪律，自觉抵制不正之风，禁止在工作中接受和参加有关单位的高档宴请和高档娱乐活动，禁止接受红包礼金，无法拒绝的，应主动上交。

5.全体试验人员应自觉抵制来自客户的有违诚实性的要求、商业贿赂和上级主管部门或其他利益部门的不正当干预。

6.将试验人员的公正性、诚实性行为纳入员工考核内容，对违反检验科行为规范的人员，检验科将视情节和所造成的后果分别给予批评、警告、经济或行政的处罚，情节特别严重的，移交公安机关处理；对坚持原则、忠于职守、维护检测工作公正性和独立性、避免本检验科信誉受到损害的人和事给予表扬和奖励。

七十七　防火、防盗制度

（一）目的

为加强检验科防火防盗知识，保证检验科安全生产，特制订本制度。

（二）适用范围

1.本制度适用于全国医疗机构检验科和第三方检验机构。

2.本制度仅供参考。

（三）具体内容

1.加强安全教育，提高安全意识，平时要注意偶然着火及化学试验可能起火的因素，定期检查加热电器连接导线、控制器是否完好，放置是否符合防火要求。

2.针对实际情况准备干粉灭火器、泡沫灭火器、湿抹布，试验人员应了解灭火器性能、使用方法、注意事项并定期检查。

3.易燃、易爆物品的数量，以满足检测需要为准，检验科内不得大量储存。储存处应阴凉、通风、干燥。储存架应为不易燃物品，储存室由专人加锁管理。

4.检测过程中，要充分了解被加热对象，操作人员不得擅离职守。

5. 发生火灾，分别按下列情况处理。

(1)电器设备失火，应立即切断电源，用干粉灭火器灭火。

(2)化学药品失火，可用干粉灭火器或湿布灭火。已酿成火灾，应立即报警，同时组织抢救。

(3)下班后与节假日，应关好门窗，防止被盗。

(4)新到岗检验科工作人员，必须进行安全防火知识教育及消防器材使用训练。

(5)成立义务消防队，义务消防队的负责人由检验科主任/负责人担任，成员为检验科全体员工。

6. 检验科每年做一次到两次消防应急演练并保存相关资料。

七十八　检验科资料管理制度

(一)目的

为加强检验资料管理，建立健全检验科文件体系，特制订本制度。

(二)适用范围

1. 本制度适用于全国医疗机构检验科和第三方检验机构。

2. 本制度仅供参考。

(三)具体内容

1. 技术资料的管理由专人负责。

2. 应该长期保存的技术资料如下。

(1)国家、地区、部门有关产品质量检验工作的政策、法令、文件、法规和规定。

(2)产品技术标准、相关标准、参考标准。

(3)检测规程、规范、大纲、细则、操作规程和方法。

(4)工程施工技术规范、工程质量检验评定标准。

(5)仪器说明书、计量合格证，仪器设备的验收、维修、使用、降级和报废记录。

(6)仪器设备明细表和台账。

3. 各类检验原始记录、试验报告规范整理，归档保存备查，并按规定进行评定汇总。

4. 试验委托单、试验台账、试验报告发放登记本应保管至工程竣工或更长时间，以备查对。

5. 以上资料应建立清单或台账，分门别类地收集、整理、保存，并填写技术资料目录，对卷内资料进行编号，交资料员保管。

6. 技术资料入库应办理交接手续，试验人员如需借阅资料，应办理有关手续，与试验无关人员不得查阅试验报告和原始记录。原始记录不允许复制，试验报告的复印须经科主任批准。

七十九 检验科检测事故分析报告制度

(一)目的

为加强检验科检测事故分析管理，防范和杜绝同类事件的发生，保障检验质量，特制订本制度。

(二)适用范围

1. 本制度适用于全国医疗机构检验科和第三方检验机构。

2. 本制度仅供参考。

(三)具体内容

1. 凡属下列情况之一者，均视为检测事故。

(1)标本丢失损坏或因保管不当，标本性能显著下降。

(2)加工标本时，弄错规格以致无法弥补。

(3)未事先协商，不按标准方法或不采用标准样品进行检测。

(4)检测时未及时读数、未填写原始记录或漏检项目而写不出检验结果。

(5)由于人员、仪器设备、环境条件不符合检测工作要求，使检测结果达不到要求的精度。

(6)已发出的检测报告，检测数据计算错误或结论不正确。

(7)检测报告、原始记录丢失，检测资料失密。

(8)检测过程中发生人身伤亡事故或仪器设备损坏。

2. 凡违反上述规定均为责任事故，按经济损失的大小、人身伤亡情况分成小事故、大事故和重大事故。

3. 一旦发生事故，应立即报告检验科主任/负责人，并在统一格式的事故登记表上登记。事故发生后应立即采取措施，防止事态扩大，保护现场并通知有关人员处理事故；同时应迅速采取纠正措施，保证检测质量，减少不必要的损失。

4. 对事故应及时进行调查，查清事实，由负责人主持召开有关人员参加会议，分析事故原因及性质，对事故责任者给予批评教育或处理，并总结教训，杜绝此类事故发生。

5. 重大事故发生后，检验科应及时向上级递交事故专题报告，并积极配合上级部门做进一步调查处理。

第四章

眼科检验科生物安全管理制度

一　检验科医院感染管理制度

(一)目的

为有效地预防和控制医院感染，提高医疗质量，保证医疗安全，特制订本制度。

(二)适用范围

1.本制度适用于全国医疗机构检验科和第三方检验机构。

2.本制度仅供参考。

(三)具体内容

1.检验科在医院感染管理工作中应履行的职责。

(1)发生医院感染流行或暴发时，承担相关检测工作。

(2)负责集中处理所有检验后标本及使用过的一次性检验用品。

(3)做好检验科台面、地面、空气消毒。

(4)防止患者在检验科交叉感染。

2.检验科在医院感染管理工作中应达到以下要求。

(1)检验科工作人员须穿隔离衣，必要时戴工作帽、戴口罩、戴手套。

(2)使用合格的一次性检验用品，用后进行无害化处理。

(3)严格执行无菌技术操作规程，静脉采血须做到一人一针一垫一带；微量采血须做到一人一针一管一片；对患者操作前，尽量保持手部清洁。

(4)无菌物品如棉签、棉球、纱布及其容器应在有效期内使用，开启后使用时间不得超过24小时。使用后的废弃物品，应及时进行无害化处理，不得随意丢弃。

(5)报告单应消毒后发放。

(6)检验人员结束操作后应及时洗手，必要时用消毒液浸泡。

（7）各种器具应及时清洗、消毒。各种废液及废弃的大小便标本应倒入指定容器内，以 1000~2000 mg/L 有效氯溶液浸泡后倒入污水池子，严禁随手乱倒。检验后剩余的血清或血标本，须进行压力蒸汽灭菌，统一运送至医院指定地点进行销毁。

（8）保持室内清洁卫生。每天对空气、各种物体表面及地面进行常规消毒。空气消毒应每天用紫外线灯照射 30 分钟并做好登记工作。每天开始工作前，工作台面用湿布擦一次，地面用湿拖把擦一次，拖把应该专用，不得混用；工作完毕，桌面用 500 mg/L 有效氯溶液或 0.1%~0.2% 过氧乙酸溶液擦一次。地面消毒：用 500 mg/L 有效氯消毒液擦地。若已知被肝炎病毒或结核分枝杆菌污染，应用 2000 mg/L 有效氯溶液或 0.5% 过氧乙酸溶液擦拭，消毒 30 分钟后再进行拖擦，用后的抹布、拖把分别用 250 mg/L、500 mg/L 过氧乙酸溶液浸泡后清洗晾干。

（9）检验人员在进行各种检验时，应避免污染，在进行特殊传染病检验后，应及时进行消毒，遇场地、工作服或体表污染时，应立即处理，防止扩散，并视污染情况向上级报告。

（10）检验科的空气、物体表面、手卫生情况至少每季度监测一次。

二　医院感染病例病原学检查制度

（一）目的

为加强感染病例管理，提高医院感染管理质量，预防交叉感染，降低医院感染风险，特制订本制度。

（二）适用范围

1. 本制度适用于全国医疗机构检验科和第三方检验机构。
2. 本制度仅供参考。

（三）具体内容

1. 凡住院患者的病历中，无论有无医院感染的发生，主管医生必须按规定项目及内容填写《医院感染调查登记表》，并附在病历最后一页，待患者出院时随病历送到信息科，由院感办负责统计。

2. 当临床医生初诊为医院感染时，应尽快留取标本送检，以获得检验科的诊断依据。

3. 凡诊断医院感染病例且以病原学诊断为依据的患者，主管医生应尽可能按抗生素敏感试验选用药物。

4. 如发现缺报《医院感染调查登记表》，或有感染未填报和不送病原学检查者，必须追究主管医生的责任。

5. 每年由医院感染管理办公室组织抽查一个月的出院病历，调查感染率、漏报率、感染病例送检率，其各项指标应符合国家规定。

三　检验科医疗废物分类收集处理制度

(一)目的

为实行医疗废物分类收集处理制度,防止医疗废弃物传播疾病,维护人民群众和医务人员的健康利益,特制订本制度。

(二)适用范围

1.本制度适用于全国医疗机构检验科和第三方检验机构。

2.本制度仅供参考。

(三)具体内容

1.医疗废物根据感染性废物、化学性废物、锐器损伤性废物、一般医疗废物等分别放置于防渗漏、防锐器穿透的专用包装物或者密闭的容器内,而且医疗废物专用包装物、容器应当有明显的警示标志和警示说明。

2.医疗废物的暂时贮存不得露天存放,时间不得超过2天,对暂时贮存设施、设备定期清洁和消毒。

3.医疗废物就近集中处置,医疗废物中的病原体的培养基、标本和菌种、毒种保存液等高危险废物和血液标本,集中处置前必须经过高压灭菌消毒。

4.对医疗废物进行登记,登记内容包括医疗废物来源、种类、质量或者数量、交接时间、处置方法、最终去向以及经办人签名、登记,资料至少保存5年。

5.对从事医疗废物收集、运送、贮存、处置等的工作人员和管理人员,进行相关法律法规和专业技术、安全防护及紧急处理等知识的培训,配备必要的防护用具,定期进行健康检查。

6.对违反制度引起的医疗废物丢失、洒落等必须及时上报,并追究相关人员的责任。

四　检验科废物、废水处理制度

(一)目的

按照《医疗废物管理条例》《医疗卫生机构医疗废物管理办法》等有关法律法规的要求,对医疗废物进行严格管理,建立医疗废物处置标准操作规程,确保医疗废物处置的正确性和规范性。

(二)适用范围

1.本制度适用于全国医疗机构检验科和第三方检验机构。

2.本制度仅供参考。

（三）具体内容

1.院感办负责全院医疗废物分类管理及污水处理质量的监督检查，同时负责医疗废物运送、清除、登记及污水的无害化的处理工作；医院指定专人负责医疗废物的分类及收集工作。

2.医院废物按生活垃圾、医疗废物按《医疗废物分类目录》分类收集处理，医疗废物收集袋及其他容器应符合《医疗废物专用包装物、容器的标准和警示标识的规定》；医疗废物置于符合标准要求的黄色塑料袋中，生活垃圾置于黑色塑料袋内密闭运送，无害化处理，盛放医院废物的容器要及时清洁并每日消毒处理一次。

3.医疗废物分类处理。

（1）感染性生物材料。

①检验科应有盛装废弃物的容器，最好是防碎裂的，里面盛装适宜的消毒液，消毒液使用时新鲜配制。废弃物应保持和消毒液直接接触并根据所使用的消毒剂选择浸泡时间，然后把消毒液及废弃物倒入另一个容器里以备高压灭菌或焚烧。盛装废弃物的容器在再次使用前应洗净并高压灭菌。

②所有感染性材料都应该在防渗漏的容器里高压灭菌，在处理以前，感染性材料装入耐高压的黄色塑料袋。高压处理后，这些材料可放到运输容器里以备运输至统一的医疗废物处置点。可重复使用的运输容器应防渗漏，并且有密闭的盖子，这些运输容器在送回检验科重新使用前要消毒并清洗干净。

③焚烧是处理废弃物（包括宰杀后的实验动物）的最终步骤，废弃物的焚烧必须取得公共卫生机构和环卫部门的批准，也要得到检验科生物安全员的批准。

（2）非感染性生物材料。

①单克隆抗体、质粒、细胞等非感染性生物材料要集中放置在指定的位置，以备高压灭菌后废弃。

②用来盛放的容器应用消毒液浸泡。

③严格与感染性生物材料区分，防止二者混放。

④过期的生物性试剂材料应废弃，禁止使用。

（3）有毒、有害化学物品。

①强酸、强碱等化学物品必须经过中和反应后，消除其腐蚀性，方可废弃。

②其他的液体废弃物必须经过足够的稀释，确认对环境与人体无害后，方可废弃。

③含有有毒、有害化学物品的实验材料在使用后应置于带有明显危险标志的容器内，送至指定地点统一处理。

（4）锐器。

①（针头、刀片、穿刺针、载玻片等）用后应放入防渗漏、耐刺的专用医疗废物锐器盒内，按医疗废物处理。

②使用后的注射针头不应再次使用。

③完整的注射器应装在防刺透锐器盒里，并且不能装满，当装至容积的四分之三时就

应放入"感染性材料"容器里拿去焚烧。

④锐器盒不许混入垃圾里。

⑤一次性注射器必要时要在高压灭菌后统一处理。

（5）废水废液。

①检验完毕后，各种液体经集中处理，再排入医院污水净化系统。

②全自动仪器下排液经检验科前处理后再排入医院污水净化系统。

③医院污水排放严格执行《污水综合排放标准》，每月监测其总余氯量及大肠菌群数。

（6）一般垃圾。

无生物或化学毒害的纸类、玻璃碎片等，应配合后勤工作人员放入分类容器进行资源回收。

4. 医疗废物暂时储存点应将医院废物按生活垃圾、医疗废物分类存放。垃圾袋存放整齐，无外漏、外渗，周围环境清洁，每天垃圾运走后流水彻底冲洗并用0.1%的含氯消毒剂消毒地面。

5. 第三方医疗废物处理公司应严格按照《医院医疗废物处理操作规范》对医疗废物进行处理。

6. 感染管理科定期对执行医疗废物处理的工作人员进行相关知识的培训。

7. 执行医疗废物处理的工作人员应自觉做好职业防护，工作中应穿工作服、戴长橡胶手套、穿长筒胶靴、戴口罩、戴帽子；医疗废物处理完成后立即按六步洗手法清洗双手。

8. 感染管理科每月检查各科室医疗废物的管理质量，并将检查结果纳入科室的质量控制。任何科室或个人均应严格执行有关医疗废物处理的法律法规，不得回收、买卖医疗废物，禁止在运送过程中丢弃医疗废物，非医疗废物暂时储存点不可倾倒、堆放医疗废物，一旦发现，将按有关法律法规给予严肃处理。

9. 医院检验科废弃物及废水处理小组。

（1）检验科人员和处理废弃物的责任人应定期培训，熟练掌握废弃物、废水处置的程序。

（2）负责各科室人员医疗废物的分类收集并交接处理。

10. 标本管理、处理人员名单及岗位职责。

（1）标本管理人员负责收集检验完毕标本并登记保存日期。对需保存的样品，依据有关技术标准确定样品保存时间，确保样品在保存期内不变质、不丢失、不损坏、不混淆；以便能再次重复使用。

（2）将要保存的标本置于2~8 ℃冰箱内保存。

（3）每天将已保存7天的标本废弃，置于黄色塑料袋内密封，贴上生物危害标识，送医疗废物处置点处理，记录废弃日期。

（4）废弃标本处理按《废弃物处置管理制度》进行。

检验科废弃物、废水处理流程如图4-1所示。

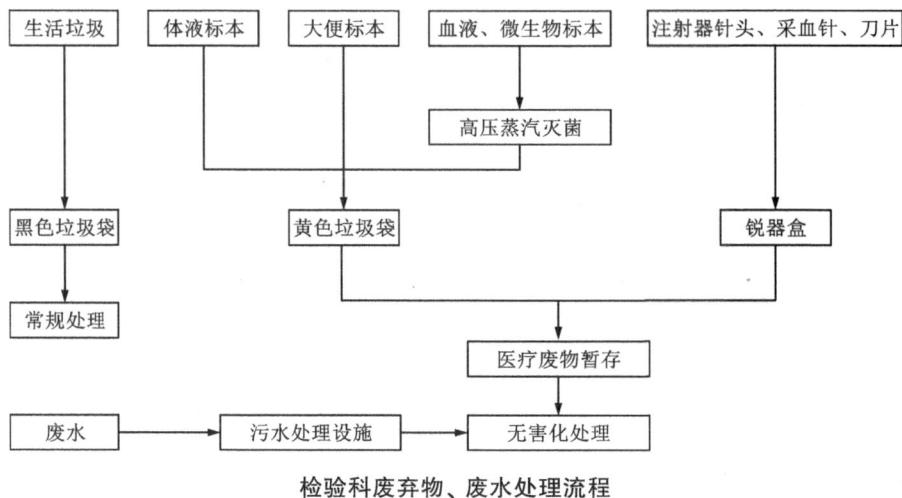

检验科废弃物、废水处理流程

五　检验科传染病检查结果登记及疫情报告制度

(一)目的

规范传染病检查结果登记及疫情报告管理工作,提高检验科工作人员的传染病报告意识,及时发现和报告传染病疫情,杜绝传染病漏登、漏报和迟报现象发生。

(二)适用范围

1.本制度适用于全国医疗机构检验科和第三方检验机构。

2.本制度仅供参考。

(三)具体内容

1.传染病报告。

传染病报告是传染病管理的基础,也是国家的法定制度,因此迅速、全面、准确地做好传染病报告是每个临床医生的主要法定职责。

2.传染病的报告种类。

根据2013年修订的《中华人民共和国传染病防治法》规定报告的病种分为甲类传染病、乙类传染病和丙类传染病。

(1)甲类传染病:鼠疫、霍乱。

(2)乙类传染病:传染性非典型肺炎、艾滋病、病毒性肝炎、脊髓灰质炎、人感染高致病性禽流感、麻疹、流行性出血热、狂犬病、流行性乙型脑炎、登革热、炭疽、细菌性和阿米巴性痢疾、肺结核、伤寒和副伤寒、百日咳、白喉、新生儿破伤风、猩红热、布鲁氏菌病、淋病、梅毒、钩端螺旋体病、血吸虫病、疟疾。

（3）丙类传染病：流行性感冒、流行性腮腺炎、风疹、急性出血性结膜炎、麻风病、流行性和地方性斑疹伤寒、黑热病、包虫病、丝虫病，除霍乱、细菌性和阿粑性痢疾、伤寒和副伤寒以外的感染性腹泻病。

3.报告方式。

一般传染病主要为临床向院感办上报，当查出社会影响较大的"艾滋病"抗体有反应时，首先要报告院感办，由院感办通知临床，之后准备送疾控中心的相关材料和标本，标本的包装要符合相关要求。检验科是初筛检验科或初筛点，无权向患者透露相关信息，只能给临床回报抗体待确定，最后以疾控中心结果为准。发现甲类传染病，首先要组织科室专家进行确认，之后立即向院感办上报。

4.报告时限。

发现甲类传染病或疑似病例，城镇2小时内、农村12小时内报告县级卫生防疫机构。发现乙类传染病或疑似病例，应在12小时内报告疫情。暴发流行时，应以最快方式向县级卫生防疫机构报告。

5.登记制度。

（1）为加强对传染病管理和控制，所有传染病的检查结果均应详细登记，以配合临床和住院、门诊传染病报卡备查。

（2）登记内容应包括时间、送检科室、临床诊断、患者姓名、检查结果、送检医生姓名、检查医生姓名。

（3）肝功能室应做好各种肝功能的检查结果登记工作。

（4）细菌室应做好各种细菌的检查、培养、结果登记工作，结核菌检查的阳性片还应妥善保存，以供检查。

（5）免疫室应做好肝炎、肥达氏等的检查结果登记工作。

（6）性病检查室应做好淋病、支原体、衣原体等各种性病的检查结果登记工作。

（7）门诊、临检、生化等室应做好菌痢，各种肠道传染病，脑脊液、胸腔积液等检查结果的登记工作。

（8）衣原体、支原体、淋病等检查结果由检验科填报传染病报告卡。

（9）填写传染病报告卡应字迹清楚、认真核对，不得漏项，凡已报告在登记项目中的，注明"已报"字样。

（10）传染病检查结果登记制度由科主任负责督促，检查落实，各专业小组组长和负责人配合科主任做好登记工作。

六　检验科安全保卫制度

（一）目的

按照国家颁布的法令、法规，保障工作人员、患者和进入临床检验科的其他人员的安全，保证仪器设备，有毒和易燃、易爆试剂的安全使用，使工作人员在安全的环境和条件下完成日常工作。

（二）适用范围

1. 本制度适用于全国医疗机构检验科和第三方检验机构。

2. 本制度仅供参考。

（三）具体内容

1. 检验科主任要定期检查安全制度的执行情况并经常进行安全教育。

2. 工作人员须穿工作服，必要时穿隔离衣、胶鞋，戴口罩、手套。

3. 使用合格的一次性检验用品，用后进行无害化处理。

4. 严格执行无菌技术操作规程，微量采血应做到一人一针一管一片；对患者进行操作前消毒。

5. 无菌物品如棉签、棉球、纱布等及其容器应在有效期内使用，开启后使用时间不得超过 24 小时。

6. 各种器具应及时清洗、消毒；各种废弃标本应按医疗废物处理，清洁卫生人员不得转卖医疗废物。纸箱等可卖物要由科室负责人签字后，由保卫科门卫室检查放行。

7. 检验人员结束操作后应及时洗手。

8. 保持室内清洁卫生，每天对空气、各种物体表面及地面进行常规消毒。在进行各种检验时，应避免污染；在进行特殊传染病检验后，应及时进行消毒，遇场地、工作服或体表污染时，应立即消毒处理，防止扩散。

9. 菌种、毒种按《中华人民共和国传染病防治法》进行管理。微生物室不能保存质控标准菌株以外的毒株、菌株，严格遵守《病原微生物实验室生物安全管理条例》。

10. 专人保管剧毒药品，剧毒药品应由两人保管，存放于保险箱内，建立剧毒药品的使用登记制度。

11. 对压力设备和贵重仪器的管理实行责任到人制度，进行安全教育和安全督查。

12. 保证检验科水、电使用的安全，防止超负荷用电。各种电器设备，如电炉、干燥箱、保温箱等，以检验科专业小组为单位，由专业小组组长指定专人保管，并建立仪器卡片，使用电炉时一定要有人看守。使用电高压消毒锅时，一定要遵守操作程序，以防爆炸。

13. 检验科值班室禁止使用电炉、电烤炉、电热毯。正确使用电热灭蚊器，使用时须放在远离易燃易爆物品的地方，使用完毕须立即拔掉插头。

14. 值班人员要做好安全保卫工作，注意防盗和人身安全。

15. 科室禁止私拉乱接电线。

16. 使用强酸、强碱、腐蚀、有害、易燃、易爆品时，应在适当的环境中正确操作，防止腐蚀、烧伤、中毒、水灾和爆炸等事件的发生。

17. 专人保管易燃、易爆化学药品，建立易燃、易爆化学药品的使用登记制度。易燃、易爆药品应贮存在专用的危险品仓库内，并符合危险品仓库的管理要求。仪器室内禁止存放易燃、易爆物品。

18.强酸、强碱等有毒、有害药品保存于检验科库房铁皮柜内，由专人保管，科主任为第一责任人。建立有毒、有害药品使用和领取签字登记制度。

19.普通化学试剂库设在检验科库房内，由库房管理人员负责，并建立试剂使用登记制度。

20.使用乙炔的检验科室，要防止失火事件的发生。保证二氧化碳的安全使用，贮存容器应安放平稳、防止撞倒，同时每日检查有无漏气现象。

21.禁止在仪器室内吸烟、用餐。非仪器设备操作人员不得进入仪器室内。

22.保护好防火设施，保持走廊通道畅通，便于火警时人员安全撤离。

23.做好电脑网络安全工作，防止病毒感染，防止泄密。

24.仪器设备使用前首先要仔细阅读操作说明书，在掌握基本操作要领后，在仪器设备操作人员的指导下，方可进行操作。仪器故障应向各专业小组组长或科室指定的仪器设备负责人报告，并由其处理。仪器设备负责人无法处理或需要拆卸检修价值万元以上仪器设备时，应首先向检验科主任报告，经科主任同意后方可进行。

25.对工作中可能发生的意外事故，如医疗暴露等事件，要严格按照医院制订的应急处理方案处理，不得延误。

26.下班前关闭好门窗，切断仪器设备、饮水机、空调、电炉等用电设备电源，同时检查水、电开关，检查有无火患、电患，上班时检查科室有无异常。若发现有不安全因素，应及时报告，迅速处理。

27.检验用品及剩余标本必须严格消毒处理，避免患者间、患者与工作人员之间的交叉感染。

七　检验科工作人员个人防护制度

(一)目的

为保障检验科工作的安全和工作人员的健康，特制订本制度。

(二)适用范围

1.本制度适用于全国医疗机构检验科和第三方检验机构。
2.本制度仅供参考。

(三)具体内容

1.在检验科工作时，根据实验的防护等级必须穿着防护服、隔离服或工作服。

2.在进行可能直接或意外接触到血液、体液以及其他具有潜在感染性的材料或感染性动物的操作时，应戴上合适的手套。手套用完后，应先消毒再摘除，随后必须洗手。

3.在处理完感染性实验材料和动物后，以及在离开检验科工作区域前，都必须洗手。

4.为了防止眼睛或面部受到泼溅物、碰撞物或人工紫外线辐射的伤害，必要时戴安全眼镜、面罩(面具)或其他防护设备。

5.严禁穿着检验科工作服离开检验科(如去员工休息室、卫生间、茶水间及会议室等)。

6.不得在检验科内穿露脚趾的鞋子。

7.禁止在检验科工作区域进食、饮水、吸烟、化妆和处理隐形眼镜。

8.禁止在检验科工作区域储存食品和饮料。

9.在检验科内用过的防护服不得和日常服装放在同一柜子内。

10.禁止戴手套接听电话、摸门把手、按电梯等。

八 微生物菌种、毒株管理制度

(一)目的

对检验科菌种、毒株的申购、保存、保管、领用、处理等各个环节实行有效的监督控制,防止意外事故发生,确保疾病预防、控制检验业务和科研教学工作的顺利开展。

(二)适用范围

1.本制度适用于全国医疗机构检验科和第三方检验机构。

2.本制度仅供参考。

(三)职责

1.微生物检验科负责菌种、毒株的出入库保管、保存及处理等日常管理。

2.科室指定2名管理人员承担菌种、毒种的日常管理。

3.科室负责人负责一、二类菌种、毒种的出入库以及向上级申请、对下级发送的审核。

(四)具体内容

1.日常管理。

(1)保管人员由2名检验人员组成。

(2)菌种、毒株入库时,保管人员应及时验收,统一编号,填写《菌、毒种登记表》。

(3)严禁随意将菌种、毒株置于非菌、毒种专用保存场所,应做到三专(专室、专柜、专锁)。

(4)菌种、毒株库由2名保管人员双锁管理,锁必须牢固有效,发现损坏须及时报修。未经各科室负责人同意,不得擅自将钥匙委托他人代管。

(5)菌、毒株保管人员应定期对库内温度、湿度、通风及冰箱、冰柜等菌种、毒株保藏设备运转情况进行检查,并做好记录。

(6)菌种、毒株保管人员根据菌种、毒株的保存期限,及时通知分管菌种、毒株的检验人员进行传代,定期鉴定,并详细记录在《菌种、毒株登记表》上。

(7)菌种、毒株保管人员发现菌种、毒株发生变异和死亡,应及时向科室负责人报告,并填写《菌种、毒株登记表》。

2.索取、领用和发放。

因工作需要申请、领用和发放菌种、毒株时，须严格按国家有关的规定，填写《菌种、毒株领取申请表》，由科室负责人审核、技术管理层批准后方可申请、领用和发放。

3.销毁。

菌种、毒株在使用过程中须接受保管人员的监督，工作结束后，立即做好善后处理，销毁时应至少有2人参加，并做好销毁记录。因工作需要暂时保留的菌种、毒株也应该按规定的时间销毁。

九 检验科预防和控制职业暴露工作制度

(一)目的

根据《医务人员艾滋病病毒职业暴露防护工作指导原则(试行)》的精神要求，特制订本制度，旨在保障检验科工作人员的职业安全，从而有效预防和控制工作人员在工作中发生职业暴露，感染艾滋病病毒、肝炎病毒等病原微生物的情况，适用于检验科工作人员(检验人员、实习人员、进修人员、及其他辅助人员)在工作期间从事各项操作时的职业暴露预防和暴露后的处理。

(二)适用范围

1.本制度适用于全国医疗机构检验科和第三方检验机构。

2.本制度仅供参考。

(三)定义

职业暴露是指人员在工作过程中被 HIV、乙肝、丙肝、梅毒感染者或艾滋病患者的血液、体液污染破损的皮肤或非胃肠道黏膜，或被污染的针头及其他锐器刺破皮肤，而具有感染可能性的情况。

(四)具体内容

1.紧急局部处理。

(1)用肥皂和水清洗被污染的皮肤，用生理盐水冲洗黏膜。

(2)如有伤口应轻轻挤压，尽可能挤出损伤处的血液，用肥皂水或清水清洗。

(3)受伤部位的消毒，伤口应用消毒液(如75%乙醇溶液、0.5%碘伏消毒液等)浸泡或涂抹消毒，并包扎伤口。暴露的黏膜，应用生理盐水或清水冲洗干净。

2.对暴露者的处理。

(1)职业暴露发生后，暴露者应暂时脱离工作岗位，尽快报告科主任，并到医务部填写《医务人员职业暴露登记表》，医务部接到报告后，要协同科主任进行职业暴露情况评估并指导处理：首先确定暴露源是否具有传染性（乙肝、丙肝、HIV、梅毒等）及暴露者的免疫情况，如未进行检测须立即抽取患者及暴露者的血液进行检查。

（2）如暴露源病毒为艾滋病病毒，由专家对暴露级别进行评估，确定是否进行药物预防，4小时内实施，不要超过24小时。原则上，用药越早越好，并采用联合疗法（二种或三种药物）。HIV暴露者应于暴露后立刻、4周、8周、12周、6个月进行血液检测。

（3）如暴露源病毒为乙肝病毒，应进行预防接种，在24小时内先注射乙肝高效免疫球蛋白。间隔半月以上再接种乙肝疫苗三针。如暴露者乙肝表面抗体阳性，注射乙肝高效免疫球蛋白即可。

（4）工作人员发生职业暴露后的预防治疗费用统一由医院承担。

3. 事故的报告和记录。

（1）立即向科室负责人报告：确定暴露源，阳性者打印报告单，不确定者做相应检查。

（2）到院感办/医务部网络报告、登记，对暴露源为阳性者进行随访与追踪。

4. 保密。

无论是重大事故还是小型事故，对事故涉及的职业暴露者在整个处理过程中均应做好保密工作，每一个得到信息的机构或个人均应严守秘密。

5. 整改预防措施。

（1）制订、实施医疗检验科安全操作和普遍性防护措施指南。工作人员对所有患者的血液、体液及被血液、体液污染的物品均应视为具有传染性的病原物质，一切操作均应参照《检验科生物防护制度》执行。

（2）对有关人员（包括医务人员、警务人员等）加强艾滋病传播途径及自我防护的宣传教育以及相关知识技能的培训，提高他们预防艾滋病的知识水平及自我防护能力，并持正确态度，既不能过度恐惧，也不能无所谓。

（3）医务人员在处理污染标本时，要防止血液、体液飞溅到面部、身体，要穿戴具有防渗透性能的防护服。

（4）工作人员如手部皮肤发生破损，在进行接触患者血液、体液操作时必须戴双层手套。

（5）工作人员在进行采血、离心、洗涤等操作过程中，要特别注意防止被针头、试管、玻片等锐器刺伤或划伤。

（6）使用后的注射器针头要放入锐器盒，禁止用手直接接触使用后的针头、刀片等锐器。

（7）设有专门的组织和管理系统。

（8）落实好各项防止职业暴露的安全操作和个人防护措施，包括医疗检验科的布局，安全操作规章、废弃物的消毒处理、个人防护用品和健康监护等。

（9）出现事故时，要及时报告并做好记录，以便及时评估。

6. 职业暴露处理流程如图4-2所示。

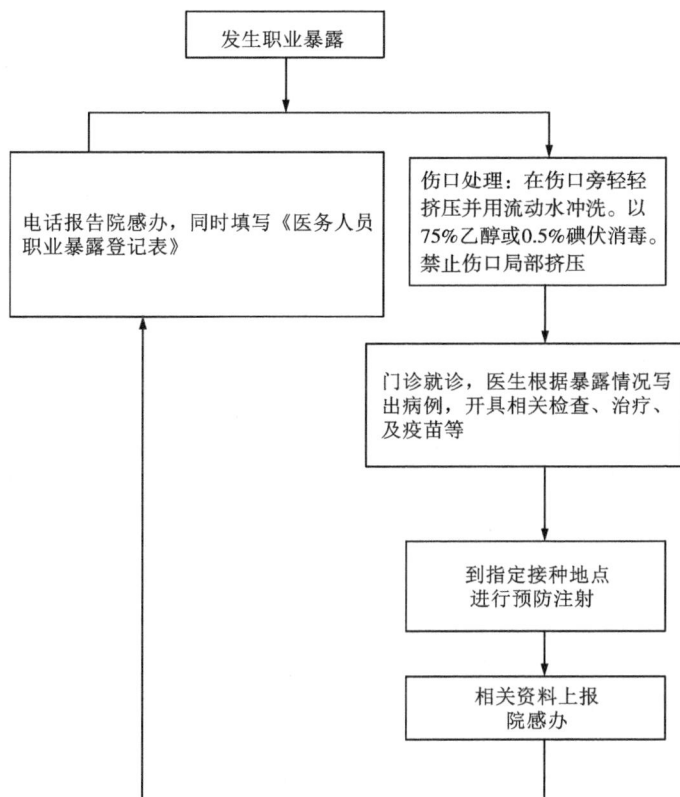

图 4-2　职业暴露处理流程

十　检验科消毒隔离制度

(一)目的

为规范检验科消毒隔离措施,消除院内感染隐患,保护患者及工作人员安全,特制订本制度。

(二)适用范围

1. 本制度适用于全国医疗机构检验科和第三方检验机构。

2. 本制度仅供参考。

(三)具体内容

1. 检验科应分为清洁区、半污染区/缓冲区和污染区。清洁区应注意保护不受污染;污染区的工作操作台及地面每日用 500 mg/L 84 消毒液擦拭一次,有污染时随时消毒,并根据评估的污染程度,配制相应浓度的消毒液进行消毒处理。科室每周大扫除一次。

2. 采血工作人员必须严格执行无菌操作规程，进行无菌操作前先洗手，衣帽整齐，戴口罩。

3. 无菌物品与非无菌物品，严格分开放置。无菌物品如棉签、棉球、纱布及其容器等应在有效期内使用，开启后使用时间不得超过 24 小时，否则重新灭菌。

4. 采血室每日操作前用清水擦拭操作台一次，采血结束用 500 mg/L 84 消毒液擦拭操作台、桌子和地面一次。

5. 紫外线每日照射消毒一次，必要时进行空气细菌培养，紫外线灯管每周用 75% 乙醇溶液擦拭一次。

6. 各种检验标本的收集，送检必须用相应指定的容器留取，不得外溢污染。

7. 静脉及末梢采血应严格执行消毒隔离制度，静脉抽血做到一人一针一管一巾一带，末梢采血做到一人一针一片一管，对患者操作前须洗手或手消毒，杜绝交叉污染。

8. 一次性使用医疗用品包括采血针、注射器、尿杯、微量吸管、采血管等，应按感染性废物及损伤性废物分类收集，再装入专用黄色医疗垃圾袋由专人收集登记。

9. 检验人员在进行静脉及末梢采血时应严格遵守无菌技术操作规程，操作前必须洗手、戴好帽子与口罩、手套，操作台和手被污染时应用肥皂和流水认真清洗，必要时用消毒剂消毒双手。

10. 室内应有洗手设备及消毒药液，医务人员的手要经常清洗，必要时进行手消毒。

11. 对特殊感染、乙肝 HBsAg(+)患者应与一般患者分开采血，患者用物按感染性废物处理。

12. 溢出试管外的血液，应立即用纸巾覆盖，用 2000 mg/L 84 消毒液消毒 30 分钟后擦拭干净，注意防止玻璃碎片刺伤手。

13. 当针头或碎玻璃刺伤手时，应立即用流水或肥皂水冲洗，同时由近心端向远心端挤压，再用碘伏消毒局部，并参照《预防和控制职业暴露工作制度/检验科生物安全意外事件处理和报告制度》处理。

14. 检验科操作时，如吸取标本、离心振荡等，应严格遵守操作规程，防止自身和检验科受污染。

15. 已检查标本与容器分别浸泡于 2000 mg/L 的 84 消毒液 2 小时后，标本倾弃，一次性容器按感染性医疗废物处理，重复使用的物品经清洗后，再消毒或高压蒸汽灭菌备用。

16. 报告单应消毒后发放。

十一　生物安全防护管理制度

（一）目的

检验科工作人员处理的实验标本含有致病的微生物及其毒素时，通过在检验科设计建造和个体防护装置、严格遵守标准化的工作及操作程序和规程等综合措施，确保检验科工作人员不受实验标本侵染，确保周围环境不受污染。

（二）适用范围

1. 本制度适用于全国医疗机构检验科和第三方检验机构。
2. 本制度仅供参考。

（三）具体内容

1. 检验科负责人应为检验科工作人员特别制订标准操作规程或生物安全手册，其中应包括生物安全规程，并有专人负责保管与监督执行。

2. 各检验科有关人员须每年接受培训考核上岗，工作人员除须具有专业学历以外，还必须有对应的专业技术培训和考核，取得生物安全证，掌握检验科的技术要领，熟悉检验科规章制度，适应检验科的工作环境。

3. 各检验科应配备相应的个人防护装备，如手套、工作服、实验服、口罩、护目镜、鞋套等。进行操作时戴手套，手部皮肤有破损时戴双层手套。操作完毕后脱去手套并立即洗手，必要时进行手部消毒。在可能发生血液、体液飞溅到医务人员面部时，应戴口罩、防护眼镜，穿防渗透的隔离衣。在操作过程中，要保证充足的光照，防止被针头、刀片等锐器刺伤。

4. 操作过程中应特别注意防止被注射器、针头、刀片、玻璃制品等锐器刺伤或划伤，使用后的锐器直接放入耐刺、防渗漏的容器内，禁止将使用后的一次性针头重新套上针头帽，也不可徒手毁坏用过的注射器、刀片等。处理医疗垃圾的人员应做好个人防护。

5. 实验操作过程，应严格遵守标准化操作规程，严格执行标本采集、运送、检验、复核等一系列操作规程，各种试剂和化学品均应贴有标签，放置于合适的位置，实验台上不放置不必要的物品。

6. 所有用过的医疗废物，严格按照医疗废物处理有关规定处理。

7. 严禁在检验科内进食、饮水和吸烟等，严禁在检验科用嘴吸取液体。

8. 每天工作结束，工作台面和地面要用消毒剂进行消毒，用过的抹布、拖把等要经过消毒处理后清洗晾干。

9. 要有专人对检验科安全进行定期检查，发现并排除安全隐患，定期对安全标准操作规程及实施情况进行检查。

十二　检验科生物安全制度

（一）目的

保障工作人员、患者和进入临床检验科工作人员的安全，使工作人员在安全的环境和条件下完成日常工作。

（二）适用范围

1. 本制度适用于全国医疗机构检验科和第三方检验机构。

2. 本制度仅供参考。

(三) 具体内容

1. 检验科的设计与建造。

(1) 检验科入口设门禁，可自动关闭，带可视窗。

(2) 每个检验科均设置洗手池，宜设置在靠近出口处。

(3) 检验科围护结构内表面应易于清洁，不适宜用地毯。地面应防滑、无缝隙。

(4) 实验台表面应防水、耐酸碱、耐有机溶剂、耐热，且耐受消毒过程中使用的相关化学物质。

(5) 检验科中，放置物件应牢固，各种物件和设备之间应保持一定间隙，以易于清洁，检验科使用的椅子及其他器具，应覆盖易于清洗的废置物。

(6) 应设置各种消毒的设施，如高压灭菌锅、化学消毒装置等，以对废弃物进行处理。

(7) 应有专门放置生物废弃物的容器。

(8) 应设置洗眼装置，每30米设置一个。

(9) 检验科出口应有紧急撤离标识和洗手池。

(10) 检验科应有能开启的窗户并设置纱窗。

(11) 检验科应有不少于每小时3次的通风换气次数。

(12) 安装生物安全柜时，注意房间的通风和排风，确认其不会导致生物安全柜超出正常参数运行。生物安全柜应远离门、能打开的窗、行走区及其他可能引起风压混乱的设备，保证生物安全柜气流参数在有效范围内。

2. 检验科安全设备及人员防护。

(1) 检验科应配备必要的生物安全柜或其他物理防护装置并正确使用，以 A2 型生物安全柜为宜。

(2) 当必须在生物安全柜外处理微生物时，须采取面部保护措施，如戴护目镜、戴口罩、戴面罩或装备其他防溅装置。

(3) 在检验科内工作时，必须使用专用的防护性外衣或制服。工作人员去非检验科区域(如休息室、图书馆、门房)时，必须脱下防护服留在检验科，防护服可以在检验科内清理，也可以在洗衣房中洗涤，不能带回家中。

(4) 可能接触潜在传染源时，应戴上手套。一次性手套不用清洗、不能重复使用，戴手套不能接触"洁净"设施(如键盘、电话等)表面，也不宜带到检验科外。脱掉手套后，要洗手。

3. 检验科安全制度建设和操作。

(1) 检验科入口须贴上生物危险标志，注明危险因子、生物安全级别、负责人姓名和电话、进入检验科的特殊要求及离开检验科的程序。

(2) 禁止非工作人员进入检验科，参观检验科等特殊情况，须经检验科负责人批准后方可进入。

(3) 禁止在工作区饮食、吸烟、处理隐形眼镜、化妆及储存食物。

(4) 接触微生物或含有微生物的物品后，脱掉手套后和离开检验科前要洗手。

（5）以移液器吸取液体，禁止口吸。

（6）使用尖锐器具时注意安全操作规程。

（7）按照检验科安全规程操作，减少溅出现象和气溶胶的产生。

（8）每天至少消毒一次工作台面，活性物质溅出后要及时消毒。

（9）所有培养物、废弃物在运出检验科之前必须进行有害微生物的灭活，如高压有害微生物等的灭活。须运出检验科灭活的物品必须放在专用密闭防漏的容器内储存、运输及消毒灭菌。

（10）如有条件，工作人员应接受必要的免疫接种（如卡介苗等）。

（11）必要时收集从事危险性工作人员的基本血清留底，并根据需要定期收集血清样本，同时应有检测报告，如有问题及时处理。

（12）生物安全程序由检验科负责人监督执行，工作人员在进入检验科之前要阅读规范并按照要求进行规范操作。

（13）工作人员要接受有关的潜在危险知识的培训，掌握预防暴露以及暴露后的处理程序。

（14）实验设备在运出修理或维护前必须进行消毒。

（15）工作人员暴露于病毒中时，应及时向检验科负责人汇报并记录。

十三　检验科压力容器安全管理制度

（一）目的

保证压力容器的安全使用，保障检验科内财产安全及工作人员人身安全，特制订本制度。

（二）适用范围

1. 本制度适用于全国医疗机构检验科和第三方检验机构。

2. 本制度仅供参考。

（三）具体内容

1. 医院安全管理委员会全面负责压力容器的安全管理工作，科室设备使用操作人员具体负责使用设备的安全管理。

2. 使用压力容器，要严格按照国家的《特种设备安全监察条例》和《固定式压力容器安全技术监察规程》做好安全管理工作。

3. 在购买以上容器时，应选择经权威部门审查批准并发有制造许可证的厂家的产品，厂家应提供符合标准的总图、受压元件图、主要元件强度计算书、产品合格和质量证明书等。

4. 负责安装的施工单位，必须经过省、市级锅炉压力容器安全监察机构审查批准。

5. 压力容器必须经上级特种设备检验所检验，检验合格后方可投入使用，并按规定每年进行检测。

6. 使用容器的主要技术负责人必须对容器的安全管理负责，并指定专职安全员来负责容器的安全技术管理等工作。

7. 操作人员必须经过技术监督部门安全管理培训，取得上岗证后方能上岗操作，严格遵守安全操作规程和岗位责任制，定期定点进行检查，保持安全附件的齐全、灵敏、可靠；发现不正常现象，应及时处理。

8. 每次灭菌必须进行物理监测和化学监测，至少每周进行一次生物监测，并详细记录。

十四　医院感染暴发传染病上报制度

（一）目的

规范医院感染暴发传染病上报工作，有效预防和及时控制医院感染暴发及其造成的危害，规范和指导感染暴发时应急处理工作，保护患者和医务人员医疗安全。

（二）适用范围

1. 本制度适用于全国医疗机构检验科和第三方检验机构。
2. 本制度仅供参考。

（三）具体内容

1. 严格按照《中华人民共和国传染病防治法》和《实验室生物安全通用要求》执行相关工作流程，制订适应本医院及检验科室的管理规范。

2. 上报一定按照疾病预防控制中心、院感办等的要求，逐级、合理、准确、及时地上报（如霍乱、HIV、TB 等传染性疾病的上报一定要及时、准确）。

3. 传染性标本在采集时一定要防止操作不当造成的交叉感染或污染环境，以及传播疾病。

4. 标本接收要求有必要的详细记录，接收过程中，工作人员一定要做到小心谨慎，以免给自身及检验科造成污染；如果标本渗漏，及时采取必要的措施进行消毒处理；如果标本污染了检验单，必须立即弃于污染物垃圾袋中焚烧处理，同时切记要补写新的检验单。

5. 传染性标本在转交时，必须按照要求进行包装，一定要特别说明，并以特定符号注明，以引起接收方的注意，记录准确详细。

6. 传染性标本一定要做到专架专用，不得随意挪用放有该类标本的试管架。

7. 传染性标本在操作中一定要注意安全，配备必要的防护工具，采取规范的操作措施。

8. 对于出现的异常结果，一定要谨慎对待，必要的情况下跟临床科室主治医生取得联系，详细询问患者治疗状况以便使结果更具有可靠性。

9. 留存所有检验结果数据，对于特殊检验数据，要注意保护患者的隐私。

医院感染暴发传染病上报流程如图 4-3 所示。

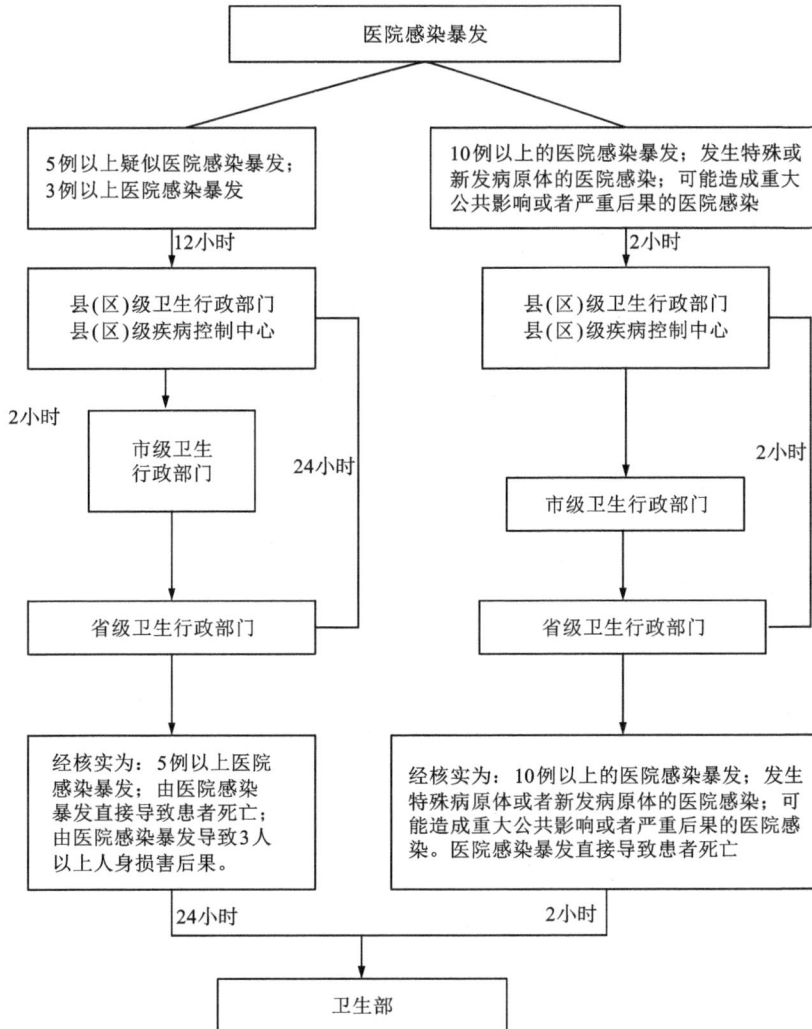

图 4-3　医院感染暴发传染病上报流程

十五　手卫生制度

(一)目的

建立医务人员手卫生制度,确保医疗安全和标准预防的正确性和规范性。

(二)适用范围

1.本制度适用于全国医疗机构检验科和第三方检验机构。

2. 本制度仅供参考。

（三）定义

1. 手卫生：洗手、卫生手消毒和外科手消毒的总称。

2. 洗手：医务人员用肥皂或者皂液和流动水洗手，去除手部皮肤污垢、碎屑和部分致病菌的过程。洗手目的：消除或杀灭手上的微生物，切断通过手的传播感染途径。

3. 手卫生消毒：医务人员用速干手消毒剂揉搓双手，以减少手部暂居菌的过程。手的消毒是指使用消毒剂杀灭手上沉积的致病性微生物，主要是暂居菌，常居菌也可被部分杀死。

4. 外科手消毒：外科手术前医务人员用肥皂（皂液）和流动水洗手，再用手消毒剂清除或者杀灭手部暂居菌和减少常居菌的过程。使用的手消毒剂应具有持续抗菌活性。

5. 美国疾病控制与预防中心（CDC）将洗手定义为将手涂满肥皂，并对其所有表面进行强有力的短暂的摩擦，产生大量泡沫，然后用流动水冲洗的过程。洗手可分为使用单纯的肥皂或清洁剂和用含有消毒剂的洗液进行洗涤两种方法。前者为机械去污过程，能使皮肤脂肪乳化和微生物悬浮于表面，再用水将其冲洗干净；后者为化学去污过程，能杀死或抑制微生物的生长繁殖，达到消毒灭菌的目的。

（四）具体内容

1. 洗手的指征。在医院内，非紧急情况下，医务人员在下列情况下均应认真洗手。

（1）进入和离开病房前，在病室中由污染区进入清洁区之前。

（2）进行深部侵入性操作前，如脑室引流、胸腔穿刺、前房穿刺取房水等。

（3）护理每例特殊高危患者前，如严重免疫缺陷患者和新生儿等。

（4）接触伤口前后。

（5）处理被污染的物品后，如接触被血液、体液、分泌物或渗出物污染的物品。

（6）在护理感染患者或可能携带具有特殊临床或流行病学意义的微生物（如多重耐药菌）的患者之后。

（7）与任何患者长时间和密切接触后。

（8）在高危病房中接触不同患者前后。

（9）戴脱手套前后；戴脱口罩前后；穿脱隔离衣前后。

（10）分发患者食品或发药送水等前后。

（11）无菌操作、接触清洁、无菌物品之前。

（12）直接接触每个患者前后，从同一个患者身体的污染部位移动到清洁部位时。

2. 正确的洗手方法。

（1）洗手的条件与设备。

①洗手池的设置：洗手池位置合理，每个病房内应有一个洗手池。居住数位患者的大病房，特别是重症监护病房内，最好设置多个洗手池。洗手池的位置应便于使用，而且不妨碍有效利用室内空间，如紧靠门处、进行侵入性操作的邻近处。

②水龙头的开关：使用脚踏式、红外线传感自动调节开关，比较安全、卫生、方便，而

且节约用水。应特别强调,绝对不可为了防止溅水或使水流柔和,而用纱布缠绕或用其他材料"套管"。

③皂液的卫生:洗手用皂液,于封闭挤压容器中使用,每次用完后容器必须更换,经清洗消毒后再装入新的皂液以防止细菌在溶液中生长。

④擦手巾及手的烘干装置:一次性使用的擦手纸巾;烘干器将洗后的手吹干,但手术室不推荐使用。

(2)洗手方法。

①取下手上的饰物及手表,打开水龙头,弄湿双手。

②接取无菌皂液。

③充分搓洗10~15秒,注意指甲、指缝、拇指、指关节等处,范围为双手的手腕及腕上10厘米。

④用非手动水龙头,流动水冲洗。

⑤六步洗手法(图4-4)。

⑥必要时增加对手腕的清洗。

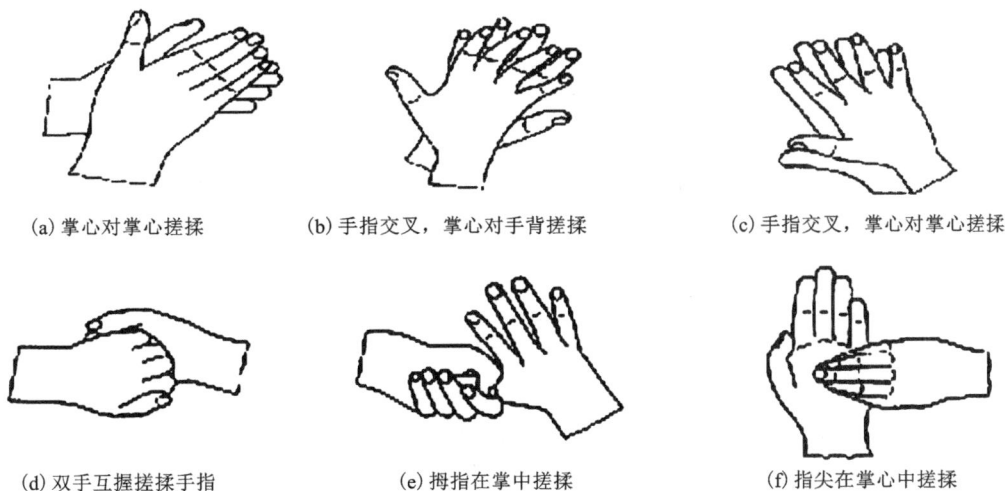

(a) 掌心对掌心搓揉　　(b) 手指交叉,掌心对手背搓揉　　(c) 手指交叉,掌心对掌心搓揉

(d) 双手互握搓揉手指　　(e) 拇指在掌中搓揉　　(f) 指尖在掌心中搓揉

图4-4　六步洗手法

3. 医务人员手部无可见污染物时,可以使用速干手消毒剂(指含有乙醇和护肤成分,用于手部,以减少手部细菌的消毒剂),消毒双手代替洗手,具体方法如下。

(1)取适量的速干手消毒剂于掌心。

(2)严格按照洗手的揉搓步骤进行揉搓。

(3)揉搓时保证手消毒剂完全覆盖手部皮肤,直至手部干燥,使双手达到消毒目的。

(4)手消毒剂的选择应遵循以下原则。

①选用的手消毒剂符合国家有关规定。

②手消毒剂对医务人员皮肤刺激性小、无伤害,有较好的护肤性能。

③手消毒剂的包装须能够避免发生二次污染时致病性微生物的传播。

4. 外科洗手要求。

（1）外科手卫生设施遵循以下原则。

①外科洗手池设置在手术间附近，大小适度，易于清洁。

②外科洗手池水龙头的数量根据手术台的数量设置，不少于手术间的数量。

③外科洗手使用皂液或抗菌肥皂。

④盛装皂液的容器须每周进行清洁消毒，对容器进行清洁消毒时，容器内剩余的皂液要弃去。

⑤用于刷手的海绵、毛刷及指甲刀等用具需要一用一灭菌或者使用一次性用具，洗手池要每日清洁。

⑥外科手消毒剂符合国家有关规定，手消毒剂的出液器采用非接触式，手消毒剂放置的位置要方便医务人员使用。

⑦外科洗手后使用无菌巾擦手，盛装无菌巾的容器要干燥、灭菌。

⑧在洗手区域安装钟表。

（2）外科手术消毒剂的选择遵循以下原则。

①能够显著减少完整皮肤上的菌落数量。

②含有不刺激皮肤的广谱抗菌成分，能够在手术期间内连续发挥杀菌作用。

③作用快速。

④与其他物品不产生拮抗性。

（3）医务人员外科手消毒遵循以下方法。

①清洗双手、前臂及上臂的下 1/3。具体步骤：洗手之前先摘除手部饰物，并按要求修剪指甲，禁止佩戴美甲、戒指；取适量的皂液清洗双手、前臂和上臂的下 1/3，清洁双手时，注意清洁指甲下的污垢和手部皮肤皱褶处；流动水冲洗双手、前臂和上臂的下 1/3；使用清洁毛巾彻底擦干双手、前臂和上臂的下 1/3。

②外科手消毒方法。

a. 冲洗手消毒方法：将适量的手消毒剂认真揉搓至双手的每个部位、前臂和上臂的下 1/3，充分揉搓 2~6 分钟，用洁净流动水冲净双手、前臂和上臂的下 1/3，用无菌巾彻底擦干。流动水应达到 GB 5749 的规定。特殊水质达不到要求时，手术医生用醇类手消毒剂再次消毒双手后再戴手套。

b. 免洗手消毒方法：指取适量的免冲洗手消毒剂涂抹至双手的每个部位、前臂和上臂的下 1/3，并认真揉搓直至消毒剂干燥，即完成外科手消毒。

③摘除外科手套并清洁双手后，再进行其他操作。

5. 正确使用手套。

当接触血液、体液、排泄物、分泌物及破损的皮肤黏膜时应戴手套。手套可以防止医务人员把手上的菌群传播给患者；也可以预防医务人员变成微生物传染的媒介，即防止医务人员将有害微生物在人群中传播；预防患者的病原微生物传播给医务人员；预防医务人员手上的病原微生物污染环境；在两位患者之间操作时，一定要更换手套，但是戴手套并不能代替洗手。

（1）手套的应用指征。

①接触患者的血液、体液、分泌物、排泄物、呕吐物时。

②接触污染物品时。

（2）无菌手套的应用指征。

①医务人员进行手术等无菌操作时。

②接触患者破损皮肤、黏膜时。

③接触机体免疫力极度低下的患者时。

（3）无菌手套戴脱方法。

①戴无菌手套的方法：一手打开手套包，掀起口袋的开口处；另一手捏住手套翻折部分(手套内面)取出手套，对准五指戴上；掀起另一只袋口，以戴着无菌手套的手指插入另一只手套的翻边内面，将手套戴好。然后将手套的翻转处套在工作服袖子外面。

②脱手套的方法：一手捏住手套污染面的边缘将手套脱下；用脱下手套的手捏住另一只手套清洁面(内面)的边缘，将手套脱下。

（4）注意事项。

①诊疗护理不同的患者时，必须更换手套。

②操作完成后脱去手套，必须按规定的程序与方法洗手，戴手套不能替代洗手，必要时要进行手消毒。

③戴手套过程中，如发现手套有破损应立即更换。

④进行侵入性操作时须戴无菌手套，戴手套前后洗手。一次性无菌手套不得重复使用。

⑤戴无菌手套时须防止手套污染。

十六 检验科意外事件处理及报告制度

（一）目的

规定检验科职业暴露处理程序，规范发生职业暴露时的处理原则、报告和登记流程。

（二）适用范围

1.制度适用于全国医疗机构检验科和第三方检验机构。

2.本制度仅供参考。

（三）具体内容

1.检验科发生职业暴露后应进行该种污染物的生物安全危害度评估，快速有效地对意外暴露人员进行紧急医学处置；对污染区域进行有效的控制，最大程度地清除和控制污染物对周围环境的污染和扩散；同时还要进行流行病学调查和暴露人员的医学观察。

（1）根据既往进行的生物安全危害度的评估和暴露的程度及时进行现场紧急医学处置，消除或最大程度降低病原微生物对暴露人员的伤害；同时，对污染区域要进行防控，最大程度地防止污染物对周围人员和环境的污染。

（2）一般性的事故可在紧急医学处置后向检验科负责人报告事故情况和处理方法，以便及时发现处理中的疏漏之处。

（3）当重大事故发生时，在进行紧急医学处置的同时，还要立即向检验科负责人报告情况；立即协调现场紧急处理并对周围环境的污染进行防控；评估职业暴露的危害性和对暴露人员的伤害程度；对用药可以达到治疗和预防目的的，要力争在暴露后最短时间内开始预防性用药；留取暴露人员相应的标本备检，并同时进行医学观察。

（4）建立意外事故登记，详细记录事故发生的时间、地点及经过；暴露方式；损伤的具体部位、程度；接触物种类(培养液、血液或其他体液)的情况；处理方法及处理经过；记录是否采用药物预防疗法；定期检测的日期、检测项目和结果。

2. 意外事故现场处理方法。

工作人员发生意外事故时，如针刺损伤、感染性标本溅及体表或口鼻眼内，或污染实验台面等均视为安全事故，应立即进行紧急医学处置(根据事故情况采用相应的处理方法)。根据生物安全危害度和暴露程度，来选择相应的处理方式并对职业暴露危害情况进行评估。

（1）化学污染：立即用流动清水冲洗被污染部位；根据造成污染的化学物质的不同性质用药；在事件发生后的 48 小时内，向有关部门汇报，并报告感染管理办公室。

（2）锐器刺伤。

①被血液、体液污染的针头或其他锐器刺伤后，应立即采用相应保护措施，清创，对创面进行严格消毒处理，并进行血源性传播疾病的检查和随访。

②意外受伤后，必须在 48 小时内报告有关部门，并报告感染管理办公室。

③当被可疑为 HBV 感染的锐器刺伤时，应尽快注射抗乙肝病毒高效价抗体和乙肝疫苗。

④当被可疑为 HIV 感染的锐器刺伤时，应及时找相关专家就诊，根据专家意见进行预防性用药，并尽快检测 HIV 抗体，然后根据专科医生的建议进行周期性复查(如立刻、4 周、8 周、12 周、6 个月等)。

（3）皮肤、黏膜、角膜被污染。

①皮肤若意外接触到血液或体液或其他化学物质时，应立即用流动水冲洗。

②若患者的血液、体液意外进入眼睛、口腔，立即用大量清水或生理盐水冲洗。

③及时就诊，请专科医生诊治；48 小时内向有关部门报告，并报告感染管理办公室。

（4）标本污染。

①棉质工作服、衣物有明显污染时，可随时用 500 mg/L 有效氯消毒液浸泡 30~60 分钟，然后冲洗干净。

②各种表面若被明显污染，用 1000~2000 mg/L 有效氯消毒液撒于污染表面，并使消毒液浸过污染表面，保持 30~60 分钟，再擦除，拖把或抹布用后要浸于上述消毒液内 1 小时以上。

③仪器污染应考虑消毒方法对仪器的损伤和对检测项目的影响，选用适当的方法。

十七　检验科清洁消毒制度

（一）目的

规范清洁消毒的操作，保持环境清洁卫生，保证医疗安全，特制订本制度。

（二）适用范围

1. 本制度适用于全国医疗机构检验科和第三方检验机构。
2. 本制度仅供参考。

（三）具体内容

1. 检验人员在操作前或结束操作后，应及时洗手或进行手消毒。
2. 保持室内清洁卫生。每天对空气、各种物体表面及地面进行常规消毒。
3. 空气消毒应每天用紫外线灯照射 30 分钟并做好登记工作。
4. 每天开始工作前，工作台面用湿布擦一次，地面用湿拖把擦一次，拖把应该专用，不得混用，并有明确标识；工作完毕，桌面用 250～500 mg/L 有效氯溶液或 0.1%～0.2%过氧乙酸溶液抹擦一次。地面的消毒用 500 mg/L 有效氯消毒液。若已知被肝炎病毒或结核分枝杆菌污染，应用 1000～2000 mg/L 有效氯溶液或 0.5%过氧乙酸溶液擦拭，消毒 30 分钟后再进行拖擦，用后的抹布、拖把用 500 mg/L 有效氯溶液浸泡后清洗晾干备用。
5. 每天工作开始前用洁净抹布及纱布擦拭仪器表面，工作过程中如有污染，用 75%乙醇溶液清洁仪器表面，工作结束后用洁净抹布或纱布擦拭仪器表面。
6. 离心机表面用温度适中的中性洗涤液或 75%乙醇溶液清洁。如果离心机离心管内液体有泄漏污染了离心管，应小心拆下离心管，在 1000～2000 mg/L 有效氯溶液中浸泡 30 分钟后再用清水冲洗晾干后重新装上使用。
7. 检验完毕后的标本及废弃的针管、采血针、血红蛋白吸管、棉签等，分类储存，按《检验科医疗废弃物品的处理、消毒规定》执行。
8. 玻璃制品。
   （1）需重复使用的玻璃试管及其他用途的玻片：用完后浸泡于 200 mg/L 有效氯溶液中 2 小时，以水清洗后再用洗衣粉刷洗干净，最后用蒸馏水清洗两次，沥干，160 ℃干烤 30 分钟以上。
   （2）血液标本和培养皿：先高压蒸汽灭菌 15～30 分钟，密封，贴上生物安全标识送焚烧。
9. 聚乙烯塑料类。
   需重复使用的试剂杯、样品杯、反应杯，用后浸于 2000 mg/L 有效氯溶液中 2 小时，以水洗干净，再重新配置 2000 mg/L 有效氯溶液中 30 分钟以上，以水清洗干净，用蒸馏水清洗两次后沥干，烤箱 37 ℃蒸干。
10. 一次使用的玻片、采血管及其他污染品，分类储存，统一送医疗废物处置点处理。

11. 工作人员手消毒。

工作完毕，以速干手消毒凝胶消毒 3 分钟，再用洗手液洗手，若需要，可用 250 mg/L 有效氯溶液浸泡后再用流水洗手。消毒液每日一换。

十八　检验完毕后标本处理制度

(一)目的

加强检验后标本处理的管理，规范工作流程，特制订本制度。

(二)适用范围

1. 本制度适用于全国医疗机构检验科和第三方检验机构。
2. 本制度仅供参考。

(三)具体内容

1. 标本处理，须经检验者允许后方可进行，他人不得任意处理以免造成不可弥补之损失。
2. 对于有传染性的标本，在检验完毕后，必须消毒灭菌。
3. 一般标本，血清标本应于冰箱保存 7 天后处理。
4. 当天检测完成的标本，所有的血液标本在 2 ℃~8 ℃储存 7 天。
5. 所有不符合要求或凝固、抽错的标本都保存 7 天。
6. 检验科的血样标本和菌种、毒株保存液等高危险性废物，应在包装好后及时进行高压消毒处理，高压蒸汽灭菌的温度应达到 121 ℃且至少灭菌 30 分钟，并做好高压蒸汽锅的使用记录，随后将消毒后的非重复使用物品按照医用垃圾进行处理。
7. 用黄色医用垃圾袋专人收集所有废弃的含有血液、尿液、其他体液、分泌物以及一次性用品，并专人清点数量、登记，专人送医用垃圾处置点处理。

十九　标本管理制度

(一)目的

为规范实验样本的采集、接收及保存，以保证原始标本在采集、接收及保存过程中方法适当，原始标本中待测成分不受影响，特制订本制度。

(二)适用范围

1. 本制度适用于全国医疗机构检验科和第三方检验机构。
2. 本制度仅供参考。

(三)具体内容

1. 标本采集。

(1)按每个项目要求,以书面形式告知病房护士或本室采血人员最佳采血时间、采血前是否空腹或患者的饮食注意、用药情况、活动情况、体位等。

(2)开展新项目时,各部门必须让采集或收集标本的部门明确标本采集要求,明确抗凝剂种类、抗凝剂与血的比例、抽血时注意事项,明确检测日期、取报告日期、收费等情况。

(3)体液、分泌物、细菌培养标本按要求留足量,及时送检。

(4)门诊采集或收集的每个标本必须有唯一标识。

2. 标本运送。

(1)运送过程中,原则上带盖(不能用棉花等吸水物品),以防倒翻和溢出或雨淋。凡含传染源的标本必须带盖,外套尼龙袋,以防试管破损或溢出污染环境。

(2)不能剧烈振荡或随便颠倒,以防标本溶血和有形成分被破坏。

(3)必须及时送检。

(4)专人运送。

(5)要注意防止标本外溢、蒸发和污染。

(6)严格控制温度,如遗传系列检测标本和输血科的血小板需要置于 18~25 ℃环境运输,不可冷藏和冰冻。

3. 标本接收。

(1)认真核对标本及申请单患者信息,观察标本的量、标本类型,是否抗凝或有小凝块,细菌培养标本是否符合无菌要求,是否有明显溶血或脂血,细菌培养标本是否符合无菌要求等。

(2)急诊及重要标本接收必须记录采集时间、接收时间、报告时间。

①不符合要求的标本,必须及时填写退回理由单,同时在电脑上及时退费、填上退回标本理由,及时反馈临床。

②检验标本送检核对制度。

a. 检验申请单须由医生(医士)填写完整,目的明确。标本容器应贴有标本唯一标识,注明患者姓名、床号,以便核对。

b. 医生送检项目,检验人员不得擅自修改,发现错误或需要更改时,应由原申请者更正或征得同意后更正。

c. 检验科应与有关科室根据具体情况商定执行下列事项:各种标本采集方法;各种标本收发时间与递送方式;各种检验报告发放期限;一般常规检验(含药敏试验)内容与急诊检验范围;供应标本容器与抗凝管种类;特殊检验项目事前联系后验收。

d. 急诊检验者,医生应在申请单注明"急"字样。

e. 一次采集标本需做多种项目检验时,应按不同项目分别填写检验申请单,并在各标本容器上粘贴各标本联号。如仅有一个标本容器,则应将各单标本联号一并贴上。

f. 采集和传递标本时,应防止交叉污染,注意勿将标本污染容器外部或倾翻,如容器倾翻导致标本渗出、泄漏的情况。

g. 采取、收集标本应分别核对科别、病房、床号、姓名、性别、检验目的以及联号、标本数量与质量。

h. 检验前复查患者姓名、标本联号无误，收集标本是否符合检验项目要求。

i. 发检验报告时应核对科别、病房。

4. 标本检测。

(1) 在检测的每一过程中，都应复核标本接收过程中的每一步骤。

(2) 在标本足够的情况下，不能浪费、随意丢弃或损坏标本。

① 由标本量少、标本污染、性状不符合等造成无法完成检测，检验科须告知临床补送标本。

② 临床补送标本时，在标本容器上注明患者信息以便检验科核对。

5. 标本储存。

(1) 当天不能完成检测的标本，必须分离血清，按要求储存在 2~8 ℃或-20 ℃。

(2) 当天检测完成的标本，所有血液标本在 2~8 ℃储存 7 天。

(3) 急诊血常规、生化检查等标本全部保存 7 天。

(4) 所有不符合要求或凝固、抽错的标本保存 7 天。

(5) 所有保存标本应该有编号，按日期存放。

6. 标本处理。

用专用黄色医用垃圾袋专人收集所有废弃的含有血液(已灭菌)、其他体液、分泌物以及一次性用品，并专人清点数量、登记，专人送医用垃圾处置点处理。

二十　检验科生物安全培训与考核制度

(一)目的

为确保检验科全体员工熟悉生物安全法律法规，建立生物安全意识，保证相关工作人员掌握开展工作必需的生物安全知识和技术，避免检验科感染，防止检验科事故，特制订本制度。

(二)适用范围

1. 本制度适用于全国医疗机构检验科和第三方检验机构。

2. 本制度仅供参考。

(三)具体要求

1. 制订年度生物安全培训、考核计划，报检验科生物安全管理小组批准后实施。

2. 培训内容。

生物安全相关法律法规、办法、标准，本检验科生物安全手册、生物安全管理制度、应急预案、紧急事件的上报和处置程序、生物安全风险评估、生物安全操作规范，仪器设备的使用、保养、维护,个人防护用品的正确使用,菌、毒株及样本的收集、运输、保藏、使用、销毁,检验科的消毒与灭菌,感染性废物的处置,急救等。

3.每年组织全员(包括检验科管理人员、技术人员、样本运送人员、保洁人员等)进行生物安全培训、考核至少一次。

4.针对不同的工作岗位,在全员培训的基础上,组织开展专项生物安全培训。

5.培训应该由取得检验科生物安全师资培训合格证的人员进行。

6.培训后应对参加培训的人员进行考核,考核形式可采取多样化,如笔试、口试、实操等。

7.对考核合格的工作人员颁发相关岗位的上岗证。

8.做好生物安全培训需求和效果的评估工作,为制订年度培训、考核计划提供依据。

9.对新上岗、转岗的员工进行生物安全相关知识、生物安全手册等的培训,使他们明确所从事工作的生物安全风险。

10.进入检验科的外单位人员(包括进修人员、实习人员等),由所在科室根据所从事工作的生物安全风险进行必要的生物安全培训,所有工作均在带教教师指导下进行,学习期间不得从事危险性较高的工作。

11.当有关部门新颁发、修订生物安全相关法律法规、规范、办法、标准等时,检验科应对本科生物安全手册进行修改后再组织开展相关内容的培训和考核。

12.按照《检验科资料档案管理制度》保存人员培训、考核等相关的记录。

二十一　检验科生物安全资料档案管理制度

(一)目的

为确保生物安全检验科各类活动记录、资料按要求归档、保存,特制订本制度。

(二)适用范围

1.本制度适用于全国医疗机构检验科和第三方检验机构。

2.本制度仅供参考。

(三)具体内容

1.与生物安全相关的各类活动的记录均应按照本制度执行。

2.生物安全检验科的记录、资料保存不得少于20年。

3.生物安全检验科记录、资料应至少包括:生物安全手册,生物安全管理制度,人员培训考核记录,生物安全检查记录,健康监护档案,事故报告及分析处理记录,废物处置记录,实验记录,菌种、毒株和样本收集、运输、保存、领用、销毁记录,生物危害评估记录,生物安全柜现场检测记录,消毒、灭菌效果监测记录等。

4.生物安全检验科资料档案原则上不外借。

5.因工作需要复制档案资料时须经批准。

6.超过保存期限的档案资料、记录,应通过生物安全领导小组的讨论、鉴定,批准是否实施销毁,销毁应至少两人实施,做好销毁记录。

二十二 检验科生物安全自查制度

(一)目的

为确保检验科生物安全制度、措施落实到位,避免生物安全事故,特制订本制度。

(二)适用范围

1.本制度适用于全国医疗机构检验科和第三方检验机构。

2.本制度仅供参考。

(三)具体内容

1.科主任负责检验科生物安全的全面管理,每年至少组织一次全面的生物安全检查。

(1)生物安全管理体系运行情况,生物安全管理制度是否完善、是否落实。

(2)检验科设施、设备和人员的状态、应急装备、报警体系和撤离程序功能及状态是否正常,并做好相关记录。

(3)可燃易燃性、传染性、放射性以及有毒物质的防护、控制情况,废物处置情况等,并做好相关记录。

2.科主任负责检查、督促生物安全监督员工作,每季度进行科室生物安全工作检查。

(1)生物安全监督员工作记录。

(2)菌种、毒株及样本的运输、保存、使用、销毁情况。

(3)生物安全检验科的消毒和灭菌情况以及感染性废物的处理情况。

(4)生物安全设备的运行、维护情况,防护物资的储备情况。

3.各组生物安全监督员(组长)负责检验科日常工作的生物安全监督、检查。

(1)生物安全管理制度执行情况。

(2)个人防护要求执行情况。

(3)检验科人员的生物安全操作是否规范等,及时发现、纠正违规行为,避免生物安全事故发生。

4.对于检查中发现的问题及时纠正,必要时制订纠正措施或实施整改,并进行跟踪验证。

5.按照资料、档案管理制度保存所有检查记录,及时归档。

6.将自查发现的问题列入检验科生物安全培训计划并解决。

二十三 检验科人员准入制度

(一)目的

明确检验科人员的资格要求,避免不符合要求的人员进出检验科或承担相关工作造成生物安全事故。

(二)适用范围

1. 本制度适用于全国医疗机构检验科和第三方检验机构。

2. 本制度仅供参考。

(三)职责

1. 检验科生物安全负责人负责检验科人员准入工作的监督和实施。

2. 进入检验科所有人员必须以本制度规范自己的行为。

(四)具体内容

1. 所有检验科工作人员必须接受相关生物安全知识、法规制度培训并考试合格。

2. 检验科工作人员必须进行上岗前体检,由单位生物安全领导小组组织实施,体检指标除常规项目外,还应包括与准备从事工作相关的特异性抗原、抗体检测。

3. 从事检验的技术人员必须具备相关专业教育经历,相应的专业技术知识及工作经验,熟练掌握自己工作范围的技术标准、方法和设备技术性能。

4. 从事检验的技术人员应熟练掌握与岗位工作有关的检验方法和标准操作规程,能独立进行检验和结果处理,分析和解决检验工作中的一般技术问题,有效保证所承担环节的工作质量。

5. 从事检验的技术人员应熟练掌握常规消毒原则和技术,掌握意外事件和生物安全事故的应急处置原则和上报程序。

6. 检验科人员在下列情况下进入检验科特殊工作区须经检验科负责人同意。

(1)身体出现开放性损伤。

(2)患发热性疾病。

(3)呼吸道感染或其他导致免疫力下降的情况。

(4)正在使用免疫抑制剂或免疫耐受。

(5)妊娠。

7. 实验活动辅助人员(废弃物管理人员、保洁人员等)应掌握责任区内生物安全基本情况,了解所从事工作的生物安全风险,接受与所承担职责有关的生物安全知识和技术、个体防护方法等内容的培训,熟悉岗位所需消毒知识和技术,了解意外事件和生物安全事故的应急处置原则和上报程序。

8. 外单位人员来检验科参观、学习和非工作人员进入检验科控制区域,应有相关领导批准并遵守检验科的生物安全相关规章制度。进入检验科的一般申请由检验科负责人批准，一个月及以上的准入须到本院医务部备案；经告知已明确检验科工作的潜在危害后，在工作人员陪同下方可进入检验科。

9.非工作人员在未经检验科相关负责人同意时禁止进入检验科。

10.进修人员、实习人员或研究人员进入检验科操作标本或做研究前，需要经过相关检验科的生物安全和技术培训，并有培训记录。

二十四　检验科人员健康管理制度

（一）目的

规范检验科人员的健康监护工作，预防、控制检验科感染。

（二）适用范围

1.本制度适用于全国医疗机构检验科和第三方检验机构。

2.本制度仅供参考。

（三）职责

检验科主任负责检验科人员健康监护工作的组织实施。

（四）具体内容

1.检验科人员体检制度。

（1）对新从事检验工作的技术人员，必须进行上岗前体检，体检指标除常规项目外，还应包括与准备从事工作有关的特异性抗原、抗体检测。不符合岗位健康要求不得从事相关工作。

（2）检验科技术人员要在身体状况良好的情况下从事相关工作，发生发热、呼吸道感染、开放性损伤等或工作造成疲劳状态免疫耐受及使用免疫抑制剂等情况时，须由检验科负责人同意才能从事相关工作，但不宜从事高致病性病原微生物的相关工作。

（3）检验科主任在批准外来学习人员、非工作人员进入检验科前，应了解其健康状况，必要时可先安排进行临时性体检，档案保留。

2.检验科人员免疫预防制度。

（1）检验科人员应根据岗位需要进行免疫接种和预防性服药，免疫接种时，应考虑适应证、禁忌证、过敏反应等情况，并记入健康监护档案。

（2）检验科应制订年度免疫接种计划，报主管领导批准后由检验科组织实施，免疫接种情况应记入健康监护档案。

（3）检验科可根据工作开展情况对各类人员进行必要的临时性免疫接种和预防性服药，并记入健康监护档案。

（4）对体检结果异常的人员，应随时进行必要的免疫接种或采取其他预防手段，并记入健康监护档案。

（5）发生检验科意外事件或生物安全事故后，应根据需要进行必要的应急免疫接种或预防性服药，并记入健康监护档案。

3.发生事故后的人员管理制度。

（1）发生检验科意外事件或一般生物安全事故后，由医务部/检验科确定相关人员救治、免疫接种和医学观察方案，发现异常，由医务部/人事科/检验科决定人员临时性或永久性调离岗位。临时调离岗位的人员在重新上岗前，必须进行体检，体检结果达到岗位健康要求后，由医务部/检验科批准其上岗。

（2）发生重大生物安全事故后，由医务部/检验科制订并上报相关人员救治、免疫接种和医学观察方案，同时采取有效措施尽量控制人员感染范围，生物安全委员会主管领导组织相关专家对方案进行审批。若经医学观察发现异常，由医务部人事科/检验科决定人员临时性或永久性调离岗位，临时调离岗位的人员在重新上岗前，必须进行体检，体检结果达到岗位健康要求后，由医务部/检验科批准其上岗。

二十五　检验科生物安全意外事件处理和报告制度

（一）目的

规定检验科职业暴露处理程序，规范发生职业暴露时处理原则、报告和登记流程。

（二）适用范围

1.本制度适用于全国医疗机构检验科和第三方检验机构。
2.本制度仅供参考。

（三）职责

1.检验科操作人员在工作中发生职业暴露须按照本制度进行处理和报告。
2.检验科负责人/科主任按照规定进行组织和控制职业暴露发生后的控制实施。
3.检验科负责人/科主任负责组织实验人员职业暴露处理的培训和考核，并保存有关记录。
4.检验科生物安全检查员/各专业小组组长负责督察日常工作中生物安全工作的执行和职业暴露处置用品的检查。

（四）具体内容

1.意外事故现场处理方法。

工作人员发生意外事故时，如针刺损伤、感染性标本溅及体表或口、鼻、眼内，或污染实验台面等，均视为安全事故，应立即进行紧急医学处置（根据事故情况采用相应的处理方法），根据生物安全危害度和暴露程度，现场初步评估职业暴露危害程度和选择处理方式，具体按照下列方法。

（1）化学污染。

①立即用流动清水冲洗被污染部位。

②立即到急诊室就诊，根据造成污染的化学物质的不同性质用药。

③在发生事件后的 48 小时内，向生物安全管理小组组长汇报，并报告院感科。

（2）穿刺伤。

①被血液、体液污染的针头或其他锐器刺伤后，应立即用力捏住受伤部位，向离心方向挤出伤口的血液，不可来回挤压，同时用流动水冲洗伤口。

②用 75%乙醇溶液或碘伏消毒液消毒伤口，并用防水敷料覆盖。

③意外受伤后，必须在 48 小时内报告有关部门（医生报告医务处，护士报告护理部），并报告院感科、领取并填写《医疗锐器伤登记表》，必须在 72 小时内做 HIV、HBV 等的基础水平检查。

④可疑被 HBV 感染的锐器刺伤时，应尽快注射抗乙肝病毒高效价抗体和乙肝疫苗。

⑤可疑被 HCV 感染的锐器刺伤时，应尽快于被刺伤后做 HCV 抗体检查，并于 4~6 周后检测 HCV 的 RNA。

⑥可疑被 HIV 感染的锐器刺伤时，应及时找相关专家就诊，根据专家意见预防性用药，并尽快检测 HIV 抗体，然后根据专科医生建议行周期性复查。在跟踪期间，特别是在最初的 6~12 周，绝大部分感染者会出现症状，因此在此期间必须注意不要献血、捐赠器官及母乳喂养，过性生活时要用避孕套。

⑦可疑被梅毒感染的锐器刺伤时，应尽快注射长效青霉素；并于暴露后当时及停药后 1 个月、3 个月进行梅毒抗体检查。

（3）皮肤、黏膜、角膜被污染。

①皮肤若意外接触血液或体液或其他化学物质时，应立即用肥皂和流动水冲洗。

②若患者的血液、体液意外进入眼睛、口腔，立即用大量清水或生理盐水冲洗。

③及时到急诊室就诊，请专科医生诊治；48 小时内向有关部门报告（医生报告医务处，护士报告护理部），并报告院感科领取并填写相关登记表。

（4）标本污染。

①棉质工作服、衣物有明显污染时，可随时用 500 mg/L 的有效氯溶液浸泡 30~60 分钟，然后冲洗干净。

②各种表面若被明显污染，用 1000~2000 mg/L 有效氯溶液喷洒于污染表面，并使消毒液浸过污染表面，保持 30~60 分钟，再擦除，拖把或抹布用后浸于上述消毒液内 1 小时以上。

③仪器污染应考虑消毒方法对仪器的损伤和对检测项目的影响，选用适当的方法。

（5）重大污染物泼溅事故，应按严重情况处理，并采取以下措施。

①从污染处疏散人员，但要防止污染扩散；按照各个检验科平面图撤离，进入楼道按照"安全通道"箭头指示方向有序撤离。

②控制污染，锁门并防止进一步进入。

③当事人立即通知检验科主管领导和安全负责人，口头报告事故发生经过，由安全负责人负责记录，以便查清情况，确定消毒程序。

④如果有必要，可进行生物安全柜和检验科的低温蒸汽甲醛消毒。

⑤发生溢出后应离开房间约30分钟，消毒剂起作用10~15分钟后清理该房间。发生意外事故时，应立即进行紧急处理，并报告检验科负责人。

2.检验科发生职业暴露后，应按照既往进行的该种污染物的生物安全危害度评估结果，快速有效地对意外暴露人员进行紧急医学处置；对污染区域进行有效的控制，最大程度地清除和控制污染物对周围环境的污染和扩散；按照流行病学调查和暴露人员的医学观察等原则和步骤进行处理。

3.根据既往进行的生物安全危害度的评估和暴露的程度，及时进行现场紧急医学处置，消除或最大程度地降低病原微生物对暴露人员的伤害；同时，对污染区域进行有效防控，最大程度地防止污染物对周围人员和环境的污染。

4.评估暴露级别。

（1）发生以下情形时，确定为一级暴露：暴露源为体液、血液或者含有体液、血液的医疗器械、物品；暴露类型为暴露源沾染了有损伤的皮肤或者黏膜，暴露量小且暴露时间短。

（2）发生以下情形时，确定为二级暴露：暴露源为体液、血液或者含有体液、血液的医疗器械、物品；暴露类型为暴露源沾染了有损伤的皮肤或者黏膜，暴露量大且暴露时间较长；或者暴露类型为暴露源刺伤或者割伤皮肤，但损伤程度较轻，为表皮擦伤或者针刺伤。

（3）发生以下情形时，确定为三级暴露：暴露源为体液、血液或者含有体液、血液的医疗器械、物品；暴露类型为暴露源刺伤或者割伤皮肤，但损伤程度较重，为深部伤口或者割伤物有明显可见的血液。

（4）暴露源的病毒载量水平可分为轻度、重度和暴露源不明三种类型。

①经检验，暴露源为艾滋病病毒阳性，但滴度低、艾滋病病毒感染者无临床症状、CD4计数正常者，为轻度类型。

②经检验，暴露源为艾滋病病毒阳性，但滴度高、艾滋病病毒感染者有临床症状、CD4计数低者，为重度类型。

③不能确定暴露源是否为艾滋病病毒阳性者，为暴露源不明类型。

5.建立意外事故登记，详细记录事故发生的时间、地点及经过；暴露方式；损伤的具体部位、程度；接触物种类（培养液、血液或其他体液）和含有HIV的情况；处理方法及处理经过（包括赴现场检验科负责人和检验科生物安全领导小组成员及专家）；是否采用药物预防疗法，若是，则详细记录治疗用药情况、首次用药时间（暴露后几小时或几天）、药物不良反应；定期检测的日期、检测项目和结果。

6.根据评估结果，建议育龄妇女发生职业暴露和职业暴露后和进行预防性用药期间，是否需要避免或终止妊娠。

7.记录对暴露现场和周围环境防控污染的方法，实施形式、人员、范围，评估防控处理的效果；总结和评估病原微生物检验科工作程序中是否存在不当，发生暴露人员在实验操作等过程中是否存在失误，整改措施和实行情况。

8.检验科每年至少应进行一次演习。

二十六　病原微生物安全管理制度

（一）目的

为了加强病原微生物检验科生物安全管理，保护检验科工作人员和公众的健康，依照《中华人民共和国生物安全法》《病原微生物实验室生物安全管理条例》及相关程序，制订本制度。

（二）适用范围

1. 本制度适用于全国医疗机构检验科和第三方检验机构。
2. 本制度仅供参考。

（三）职责

1. 工作人员严格遵守本制度，做好本职工作。
2. 科室负责人监督全科室人员遵守本制度，对于违背本制度的行为进行及时处理。

（四）具体内容

1. 《中华人民共和国生物安全法》《病原微生物实验室生物安全管理条例》《人间传染的病原微生物名录》《检验科生物安全基本要求与操作指南》要求，第二类病原微生物和第三类病原微生物及有潜在传染性标本必须在生物安全二级实验室内进行检测，艾滋病毒检测必须备案 HIV 检测点或 HIV 初筛检验科，并持生物安全证和 HIV 上岗证上岗，不能无备案和超范围执业。集团所有检验科都要备案二级生物安全检验科和 HIV 检测点或 HIV 初筛检验科。

2 眼科本检验科主要涉及第三类病原微生物（少数第二类病原微生物如结核分枝杆菌），符合二级生物安全防护水平（BSL-2），适合从未知病原的患者身上取血、体液和组织进行微生物学检验，因此主要按二级生物安全防护水平进行管理。从事实验活动应当严格遵守有关国家标准和检验技术规范、操作规程。

3. 安全标准。第三类病原微生物能够引起人类或者动物疾病，但一般情况下对人、动物或者环境不构成严重危害，传播风险有限，检验科感染后很少引起严重疾病，并且有效治疗和预防措施。接触这些致病性微生物对工作人员的主要危害是处理感染性材料过程中偶然的皮肤破损、黏膜破损或吞食感染性食物。对污染的针头或锐器的使用要非常谨慎。破损未知的通过气溶胶途径传播的微生物，具有增加工作人员暴露的可能。气溶胶或高度飞溅物的防护程序：①用布或纸巾覆盖并吸收溢出物；②向纸巾上倾倒适当的消毒剂，并覆盖周围区域；③作用 30 分钟后清理处理物质；④如有必要重复以上步骤。

4. 设立检验科生物安全管理小组，由检验科主任、微生物检验科组长及相关人员组成，负责制订和更新生物安全管理制度、检验科技术规范、操作规程，组织实施。科主任为全科和检验科生物安全的第一责任人。由高年资微生物检验人员任安全员，负责监督检查检验科技术规范和操作规程的落实情况。

5. 每年定期对工作人员进行培训，保证其掌握检验技术规范、操作规程、生物安全防护知识和实际操作技能，并进行考核。工作人员经考核合格的，方可上岗。

6. 检验科要具有与采集病原微生物样本所需要的生物安全防护水平相匹配的设备；具有有效防止病原微生物扩散和感染的措施；具有保证病原微生物样本质量的技术方法和手段。工作人员要严守操作规程，在采集过程中，应当防止病原微生物扩散和感染，并对样本的来源、采集过程和方法等做详细记录。

7. 制订严格的检验科生物安全保管制度，做好病原微生物菌(毒)种和样本进出和储存的记录，建立档案制度，并指定专人负责。

8. 检验科感染控制。依照环境保护的有关法律、行政法规和国务院有关部门的规定，对废水、废气以及其他废物进行处置，并制订相应的环境保护措施，防止环境污染。配合医院，定期检查检验科的生物安全防护、病原微生物菌(毒)种和样本保存与使用、安全操作、检验科排放的废水和废气以及其他废物处置等规章制度的实施情况，定期调查、了解检验科工作人员的健康状况。

9. 违反《中华人民共和国生物安全法》《病原微生物实验室生物安全管理条例》，未执行本制度造成后果的，承担相应法律责任或刑事责任。

10. 检验科运行基本规范。

(1)检验科的进入：与检验科工作无关的任何人未经批准不得进入检验科工作区域。儿童不得进入检验科工作区域。可能增加获得性感染的危险性或感染后可能引起严重后果的人员不允许进入检验科。BSL-2检验科门上应标有国际通用的生物危害警告标志，包括通用的生物危险性标志，标明传染因子，检验科负责人或其他人姓名、电话，以及进入检验科的特殊要求。检验科的门应保持关闭。与检验科工作无关的动物不得带入检验科。

(2)个人防护要求：在检验科工作时，必须穿着工作服外加罩衫或穿防护服，戴帽子、口罩。在进行可能接触到血液、体液以及其他具有潜在感染性的材料的操作时，应戴上合适的手套。手套用完后，应先消毒再摘除，随后必须洗手。一次性手套不得清洗和再次使用。在处理完感染性实验材料和动物后，以及在离开检验科工作区域前，都必须洗手。当操作无法在生物安全柜内进行时，为了防止眼睛或面部受到感染性材料喷溅物或雾化危害，或防止碰撞或人工紫外线辐射的伤害，必须戴合适的安全眼镜、面罩(面具)或其他防护设备。严禁穿着检验科防护服离开检验科工作区域。不得在检验科内穿露脚趾的鞋。禁止在检验科工作区域进食、饮水、吸烟、化妆和处理隐形眼镜。禁止在检验科工作区域储存食品和饮料。在检验科内用过的防护服不得和日常服装放在同一柜子内。

(3)有关操作的指导原则：严禁用口吸移液管，严禁将实验材料置于口内。严禁舔标签。所有的实验操作要按尽量减少气溶胶和微小液滴形成的方式来进行。应限制使用注射针头和注射器。除了进行肠道外注射或抽取实验动物体液外，注射针头和注射器不能用于移液或用作其他操作。检验科应制订并执行处理溢出物的标准操作程序。出现溢出、事故以及明显或可能暴露于感染性物质时，必须向检验科负责人报告。检验科应如实记录有关暴露和处理的情况，保存相关记录。污染的液体在排放到生活污水管道之前必须清除污染(采用化学或物理学方法)。应根据所处理的微生物因子的危险度评估结果设置专门的污水处理系统。

二十七 检验科生物防护与安全制度

(一)目的

为预防检验科工作人员在工作中被感染和防止交叉污染。

(二)适用范围

1.本制度适用于全国医疗机构检验科和第三方检验机构。

2.本制度仅供参考。

(三)具体内容

1.污染途径。

(1)空气传播：临床标本中的污染源在空气中传播。

(2)直接传播：工作中偶然被针刺、碎玻璃划伤直接传播。

(3)皮肤黏膜接触：临床标本中的感染源通过破损皮肤黏膜接触造成的感染。

2.预防措施。

(1)工作人员在进入本检验科工作前必须进行体检并由科室统一建档，建立职业暴露登记管理制度。

(2)微生物和基因、遗传检验科，实验开始前检验科工作人员开启工作区的紫外灯，定时照射1小时，净化工作台提前30分钟开启紫外灯和风机。

(3)检验科工作人员操作时穿工作服、戴工作帽、戴一次性手套和戴口罩。

(4)实验过程中如果发生标本或试剂外溅，立即用浸有10%次氯酸钠液的卫生纸掩盖30分钟后，再用75%乙醇溶液擦拭并用清水擦洗，且做相应记录。

(5)实验人员在操作时偶然被刺伤、划伤，应立即进行伤口处理和人工被动免疫，尽量避免感染。

(6)实验完毕后，吸头须置于10%次氯酸钠溶液中浸泡，每天对使用过的移液器用10%次氯酸钠溶液进行擦拭，用10%次氯酸钠溶液(或75%乙醇溶液)清洁实验台面，并用可移动紫外线灯于实验台上方60~70 cm处照射实验台面半小时。

(7)微生物和基因、遗传检验科，每天工作结束后，由检验科工作人员开启各工作区的紫外线灯，照射1小时。

3.检验科废弃物的处理。

(1)检验科有潜在传染性的样品(如高压灭菌后的血液、分泌物、排泄物,电泳后的凝胶等)时,应将此类物品置于黄色垃圾袋并双层鹅颈打结包装,由保洁员负责运至医院统一堆放处,交由医疗垃圾处理站处理。

(2)实验过程中使用过的吸头须置于10%次氯酸钠溶液中浸泡后置黄色垃圾袋中,由保洁员负责交由医疗垃圾处理站处理。

(3)实验过程中使用过的一次性手套、帽子、口罩等置黄色污物袋中,由保洁员负责交由医疗垃圾处理站处理。

(4)微生物标本培养后的培养皿高压蒸汽灭菌处理。

二十八 检验科传染病报告登记制度

(一)目的

规范传染病报告程序,为传染病暴发、流行提供及时和准确的信息。

(二)适用范围

1.本制度适用于全国医疗机构检验科和第三方检验机构。
2.本制度仅供参考。

(三)职责

1.工作人员严格遵守本制度,做好本职工作。
2.科室负责人监督全科室人员遵守本制度,对于违背本制度的行为进行及时处理。

(四)具体内容

1.疫情管理、直报人员必须认真学习《中华人民共和国传染病防治法》和其他相关法律法规以及规范性技术指导文件,严格按要求进行本院的疫情报告管理工作。
2.传染病疫情信息实行网络直报,并按要求进行电话报告。
3.报告的程序:传染病患者的报告由首诊医生或其他执行职务的人员负责填写报告卡(按要求电话报告)→疫情管理人员收卡、登记→网络直报(须按要求电话报告市/区CDC)。
4.报告病种和报告时限。
(1)如检出可疑的甲类传染病(如霍乱、鼠疫)和乙类传染病中的肺炭疽、脊髓灰质炎、人感染高致病性禽流感的疑似患者或病原携带者时,首先由微生物检验科负责人或指定人员复核,并联系临床医生,了解临床病情、患者资料及联系方式。复核无误后,应于2小时内以最快方式向属地疾控中心报告。发现其他传染病和不明原因疾病暴发时也应及时报告。同时,通过传染病疫情监测信息系统进行报告;并登记在《传染病报告记录表》存档。

（2）对其他乙、丙类传染病患者、疑似患者和伤寒、副伤寒、痢疾、梅毒、淋病、白喉、疟疾等的病原携带者，在诊断后 24 小时内通过传染病疫情监测信息系统进行报告。

（3）对其他符合突发公共卫生事件报告标准的传染病暴发疫情，按规定要求进行报告。

5.个别病种的确认须经相关单位认可后上报。

（1）脊髓灰质炎，要由国家确认检验科进行审核确认。

（2）甲类传染病及按甲类管理的传染病（如新型冠状病毒、肺炭疽、人感染高致病性禽流感等），须由省级有确认权限的单位或检验科进行审核确认。

（3）艾滋病，应由省/市级有确认权限的单位或检验科进行审核确认。

6.检验科登记及反馈。

登记项目包括送检科室或医生、送检日期、姓名、性别、送检样品、项目、结果、检验人员和报告日期，异常结果(甲肝、丙肝、梅毒、艾滋、抗酸杆菌、疟原虫等各种传染病)审核后，反馈送检医生处，通知院感科相关人员，并记录。

7.每月 29 日前检查追踪上月和本月已报告患者卡片的诊断变化和转归情况，如疑似患者改为确诊患者或排除，未分型改为已分型、死亡等，要对原报告卡进行订正报告。

8.严禁漏报，迟报，谎报疫情。在传染病漏报自查、检查和暴发调查中发现的未报告患者，要及时补充录入。

9.未经相关部门许可，不得随意扩大或泄露报告信息。

参考文献

［1］尚红，王毓三，申子瑜. 全国临床检验操作规程［M］. 4版. 北京：人民卫生出版社，2015.

［2］田英平，王仲，王连明，等. 临床检验危急值临床应用的专家共识（成人）［J］. 中华急诊医学杂志，2013，22（10）：1084-1089.

［3］丛玉隆，尹一兵，陈瑜. 检验医学高级教程［M］. 2版. 北京：人民军医出版社，2017.

［4］刘来福. 病原微生物实验室生物安全管理和操作指南［M］. 北京：中国标准出版社，2010.

［5］丘丰，张弘，《实验室生物安全基本要求与操作指南》，北京科学技术文献出版社，2020.

［6］中国合格评定国家认可委员会. 医学实验室质量和能力认可准则［EB/OL］［2013-11-22］. https://baike.so.com/doc/25764439-26899150.html.

［7］全国人民代表大会常务委员会. 中华人民共和国生物安全法》［EB/OL］［2020-10-17］. https://flk.npc.gov.cn/detail2.html? ZmY4MDgwODE3NTI2NWRkNDAxNzUzZmFjYjEyYTEyNWQ%3D.

［8］全国人民代表大会常务委员会. 中华人民共和国传染病防治法［EB/OL］［2013-6-29］. https://flk.npc.gov.cn/detail2.html? MmM5MDlmZGQ2NzhiZjE3OTAxNjc4YmY3NjkzODA2Zjk%3D.

［9］国家卫生健康委员会，中华人民共和国生态环境部. 医疗废物分类目录（2021年版）［EB/OL］［2021-11-25］. http://wjw.wuxi.gov.cn/doc/2021/11/25/3881859.shtml

［10］中华人民共和国生态环境部. 医疗废物专业包装袋、容器和警示标志标准［EB/OL］［2008-4-1］. https://www.mee.gov.cn/ywgz/fgbz/bz/bzwb/gthw/qtxgbz/200803/t20080306_119048.htm.

［11］中华人民共和国生态环境部. 污水综合排放标准［EB/OL］［1996-10-4］. https://baike.so.com/doc/548419-32328376.html.

［12］国务院. 医疗废物管理条例［EB/OL］［2011-1-18］. https://flk.npc.gov.cn/detail2.html? ZmY4MDgwODE2ZjNjYmIzYzAxNmY0MGRlYTE5ajA4N2E%3D.

［13］国务院. 特种设备安全监察条例［EB/OL］［2009-1-24］. https://flk.npc.gov.cn/detail2.html? ZmY4MDgwODE2ZjNjYmIzYzAxNmY0MGQzMDZiNzA1ZjM%3D.

［14］质量技术监督局. 固定式压力容器安全技术监察规程［EB/OL］［2016-2-22］. https://www.doc88.com/p-08061871377895.html.

［15］全国人民代表大会常务委员会. 中华人民共和国医师法［EB/OL］［2021-8-20］. https://flk.npc.gov.cn/detail2.html? ZmY4MDgxODE3YjY0NTBlNjcxN2I2NTdiYTk1MDAxMTY%3D.

［16］国务院. 病原微生物实验室生物安全管理条例［EB/OL］［2020-3-19］. https://flk.npc.gov.cn/detail2.html? ZmY4MDgwODE2ZjNjYmIzYzAxNmY0MTEyMjMyNjE1MWU%3D.